YINYOGA

—— 阴瑜伽2 ——

经络瑜伽

于伽 著

中国水利水电出版社
www.waterpub.com.cn

·北京·

内 容 提 要

本书是作者多年来练习阴瑜伽以及指导阴瑜伽练习的经验总结，包含了阴瑜伽的基本理论和常见体式，并配有大量瑜伽体式图片。

经络瑜伽是一套融合了印度传统瑜伽理论和中国经络理论的瑜伽练习方法。它不是标新而是融合，不是立异而是传承，不是理论而是实用，不是治疗而是健身。普通人练习，对于保持身体健康大有裨益。

图书在版编目（CIP）数据

阴瑜伽.2，经络瑜伽 / 于伽著 . -- 北京 : 中国水利水电出版社，2020.2（2021.7 重印）
ISBN 978-7-5170-8349-8

Ⅰ . ①阴… Ⅱ . ①于… Ⅲ . ①瑜伽 – 基本知识 Ⅳ .
① R793.51

中国版本图书馆 CIP 数据核字 (2019) 第 287891 号

书　　名	阴瑜伽2：经络瑜伽 YINYUJIA 2：JINGLUO YUJIA
作　　者	于 伽 著
出版发行	中国水利水电出版社 （北京市海淀区玉渊潭南路1号D座　100038） 网址：www.waterpub.com.cn E-mail：sales@waterpub.com.cn 电话：（010）68367658（营销中心）
经　　售	北京科水图书销售中心（零售） 电话：（010）88383994、63202643、68545874 全国各地新华书店和相关出版物销售网点
排　　版	北京水利万物传媒有限公司
印　　刷	朗翔印刷（天津）有限公司
规　　格	200mm×230mm　24开本　8印张　175千字
版　　次	2020年2月第1版　2021年7月第2次印刷
定　　价	59.80元

凡购买我社图书，如有缺页、倒页、脱页的，本社发行部负责调换

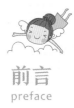

前言
preface

　　经络瑜伽是从中国中医经络的角度对印度瑜伽的诠释，着重研究哈他瑜伽中的阴瑜伽体式对于经络的刺激，并探讨如何将经络与瑜伽有机结合，以达到健康的目的。

　　经络瑜伽是阴瑜伽的延伸，是道瑜伽的基础，是印度瑜伽术与中国经络理论的结合。所以说，经络瑜伽是结合了印度瑜伽和中国传统经络养生知识形成的一种养生方法。

　　经络瑜伽，不是标新是融合，不是立异是传承，不是理论是实用，不是治疗是养生。它是一套融合了印度传统瑜伽理论和中国经络理论的瑜伽练习方法。

　　经络是中国中医的智慧,对于身体健康异常重要《黄帝内经》说:"经脉者，所以能决死生，处百病，调虚实，不可不通。"我们的身体好比是一座城市，经络就是这个城市里的各种管道，管道不通了会有什么后果？下水道堵了，污水横流；天然气管道不通了，冬天大概只能等着挨冻。只有各种管道正常了，一切工作才能照常进行。经络也是一样，哪里不通了哪里就会出问题，把它给疏通好了，病也就没了，这就是"处百病，调虚实"。

瑜伽是印度的哲学智慧，也是生理上的动态运动及心灵上的练习，还是应用在每天的生活哲学。瑜伽的练习目标是达到对自身心灵的良好理解以及调控，能熟知并掌握肉身感官，感官的集中点就是心意，能够驾驭心意，即代表能够驾驭感官；通过把感官、身体与有意识的呼吸相配合来实现对身体的控制。这些技巧不但对肌肉和骨骼的锻炼有益，也能强化神经系统、内分泌腺体和主要器官的功能，通过激发人体潜在能量来促进身体健康。

经络瑜伽是中国中医与印度瑜伽的完美结合。

于伽

2019 年 12 月

第一章

经络知识

第二章

经络及瑜伽体式对身体的作用

第三章

经络瑜伽热身

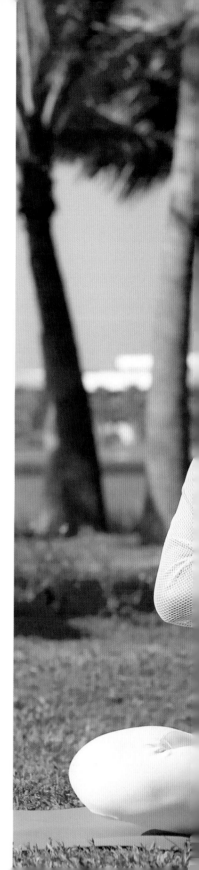

第四章

经络瑜伽四个套路

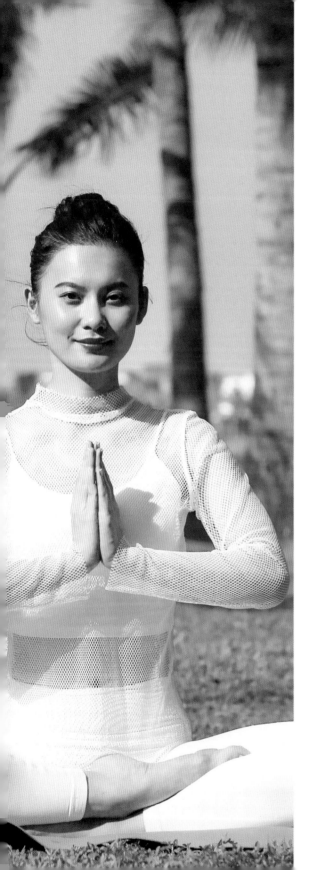

第五章

两个针对练习

第六章

调　　息

附 录

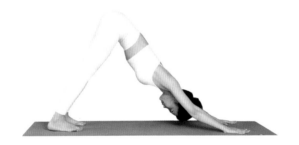

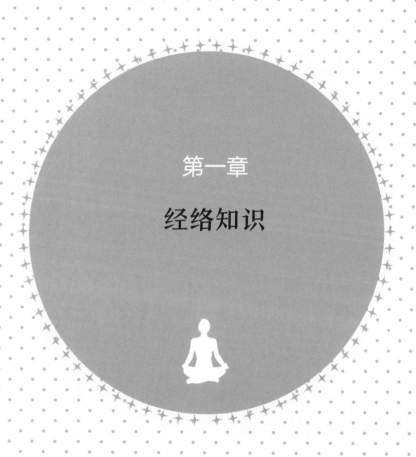

第一章

经络知识

第一节
何为经络

2500年前，中国诞生了第一部医学巨著——《黄帝内经》，在这部典籍中，一个重要的概念贯穿于全书，那就是经络。

经络是经脉和络脉的总称，古人发现人体上有一些纵贯全身的路线，称之为经脉；又发现这些大干线上有一些分支，在分支上又有更细小的分支，古人称这些分支为络脉，"脉"是这种结构的总括概念。

《黄帝内经》载："经脉者，人之所以生，病之所以成，人之所以治，病之所以起。"并有"决生死，处百病，调虚实，不可不通"的特点，所以中医上说，经络是运行气血、联系脏腑和体表及全身各部的通道，是人体功能的调控系统。经络学也是人体针灸和按摩的基础，是中医学的重要组成部分。

"经"的原意是"纵丝"，有路径的意思，简单地说，经就是经络系统中的主要路径，存在于机体内部，贯穿上下，沟通内外；"络"的原意是"网络"，简单说就是主路分出的辅路，存在于机体的表面，纵横交错，遍布全身。《灵枢·脉度》说："经脉为里，支而横者为络，络之别者为孙。"这是将脉按大小、深浅的差异分别称为"经脉""络脉"和"孙脉"。经络的主要内容有：十二经脉、十二经别、奇经八脉、十五络脉、十二经筋、十二皮部等。其中属于经脉方面的，以十二经脉为主，属于络脉方面的，以十五络脉为主。它们纵横交贯，遍布全身，将人体内外、脏腑、肢节连成一个有机的整体。

关于经络的记载，已在马王堆帛书、张家山竹简和绵阳木人经络模型等出土文物中逐渐找到。这些早期文献主要描述了经脉系统，并涉及了三种古老的医疗手段：一种是灸法，一种是砭术（即用石头治病的一种医术），还有一种就是导引术（一种古老的气功），经脉便是这三种医术施用时借助的途径。

第二节
导引能刺激经络

导引，为"导气令和，引体令柔"之意，比较全面地反映了锻炼的内容：使"气"更平和，使"体"更柔软。

1974年湖南长沙马王堆3号汉墓出土的帛画《导引图》，是了解汉代导引发展的极其珍贵的资料。

《导引图》中有44个不同的彩绘人物做各类导引的形象。每个图像均为一个独立的导引术式，图侧有简单的文字标出名称。这幅《导引图》充分反映了当时导引术式的多样性。从导引术式的功能方面看，既有用于治病，也有用于健身。从肢体运动的形式看，既有立式导引，也有步式和坐式导引；既有徒手的导引，也有使用器物的导引；既有配合呼吸运动的导引，也有纯属肢体运动的导引。此外，还有大量模仿动物姿态的导引。

当今体操中的一些基本动作，在《导引图》中大抵也能见到，也可以说，这是迄今所发现的最早、最完整的古代体操图样。

在古代，除了导引之外，还有如养生、吐纳、守一等超过30种叫法的针对经络养生的方法。它们都是意识的运用，使身心得以优化的自我锻炼方法，是古代各种养生保健的方法。

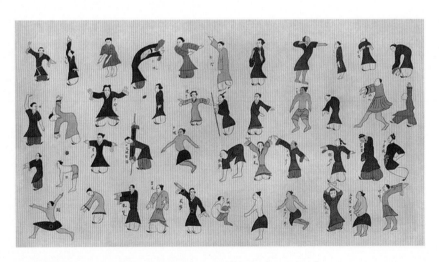

▲ 湖南长沙马王堆3号汉墓出土的帛画《导引图》

第三节
瑜伽是印度的导引术

　　瑜伽起源于印度，距今已有5000多年的历史，瑜伽文化被人们称为"世界的瑰宝"，2014年12月11日，联合国大会宣布每年的6月21日为国际瑜伽日。

　　瑜伽发源于印度北部的喜马拉雅山麓地带，古印度瑜伽修行者在大自然中修炼身心时，无意中发现各种动物与植物天生具有治疗、放松、睡眠或保持清醒的功能，患病时能不经任何治疗而自然痊愈。于是他们根据动物的姿势，观察、模仿并亲自体验，创立出一系列有益身心的锻炼系统，也就是体位法。这些姿势历经了5000多年的锤炼，让世世代代的人从中获益。

　　瑜伽（Yoga）是一个汉语词汇，最早是从印度梵语"yug"或"yuj"而来，其含义为"一致""结合"或"和谐"。瑜伽源于古印度，是古印度六大哲学派别中的一系，探寻"梵我合一"的道理与方法。而现代人所称的瑜伽则主要是一系列的修身养性方法。从修身的角度讲，瑜伽其实就是印度的导引术。

　　瑜伽认为，在我们的能量体内，有72000条经脉，而这72000条经脉是从3条基础气脉——右脉（Pingala）、左脉（Ida）、中脉（Sushumna）中散发出来的。

"右脉"有类似太阳的自然属性，其中流动着太阳能量或阳性能量。它的自然状态是热的、外向的、积极的、活跃的、兴奋的，一般认为对应于身体的右侧和大脑的左半球。

"左脉"有类似月亮的自然属性，其中流动着月亮能量或阴性能量。它的自然状态是冷的、内向的、平缓的、稳定的，一般认为对应于身体的左侧和大脑的右半球。

"中脉"联结着根轮与顶轮，它的底部与左、右脉相通，被认为是"潜在的生命能量"（Kundalini 昆达里尼）的位置。潜在的生命能量就像一条蛇蜷曲在这里，封塞着"中脉"的入口处，处于沉睡的状态。

中医里的阴虚体质，在瑜伽中就是偏右（阳）脉，即右脉能量强，左脉能量弱；阳虚体质，就是偏左（阴）脉，即左脉能量强，右脉能量弱；平和体质就是阴阳脉能量比较平衡，而中脉能量强。

第四节
用阴瑜伽打通经络

瑜伽有很多种类,也有很多流派。我们现在练习以身体为主的瑜伽叫作哈他瑜伽,哈他瑜伽其实就是阴阳瑜伽,哈他是指日月,因为印度没有阴阳的概念,日月就是阴阳,阴瑜伽是哈他瑜伽的重要组成部分,哈他瑜伽的本意就是阴阳。阴阳不可分。

一般来说,我们现在练习的瑜伽,尤其是经过西方洗礼过后的一些瑜伽体系偏阳性,而阴瑜伽是我们偏阳性练习的一种重要补充,是一种培养冥想力的载体。

在中国古老的典籍《易经》里有句话叫"一阴一阳之谓道"。这个"道"指的是要有阴、有阳,阴阳要平衡。真正的平衡,就是同时具备阴阳,瑜伽的目标就是保持平衡。所以不能说阴瑜伽才好,阳瑜伽就不好,反过来也不能说阳瑜伽就是对的,阴瑜伽就是错的。假如阳瑜伽是一个前门,你会发现阴瑜伽就是后门。不管你是从前门还是后门进入瑜伽的森林,瑜伽都是不分阴阳的。

阴瑜伽并非什么新的瑜伽体系,它可以被视为瑜伽中的一部分,瑜伽强调身体不同组织的阴阳协调。肌肉是阳,结缔组织是阴,阴、阳组织不会在同一方式下得到锻炼,所以前人才提出阴瑜伽的概念。

瑜伽本身也不应该有什么流派之分，所以不同的流派只是不同的练习方法。瑜伽体式本身没有阴阳之分，只是在练习中采用了不同的方法。每一种练习都包含阴和阳，没有绝对的阴和绝对的阳。在阴瑜伽静止中必须保持足够的专注与觉知，这就是阴中有阳；在阳瑜伽练习中，外在体式的流动是阳，对呼吸及内在身体的觉察是阴。阴离不开阳，阳离不开阴，阴阳不能独存。从这个观点来说，任何正宗的瑜伽流派都应该是阴阳平衡的。

总而言之，瑜伽体式都对阴络有刺激，只是阴瑜伽体式保持时间偏长，对阴络的刺激更大而已。

哈他瑜伽的目的就是要通过各种瑜伽技能的练习，使身体的经脉与脉轮不断得到净化，清除其中的杂质，让生命能量得到增加与提升，最终唤醒这"潜在的生命能量"，沿着"中脉"不断上升，实现瑜伽的最终目标。

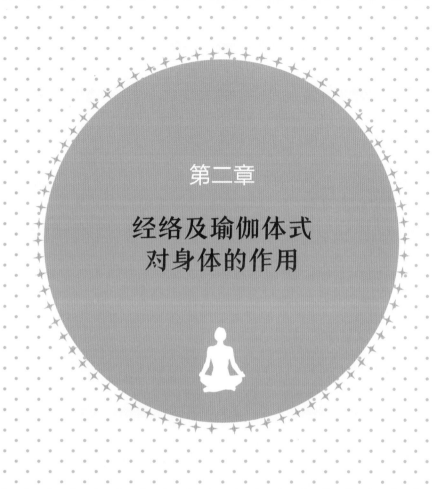

第二章

经络及瑜伽体式
对身体的作用

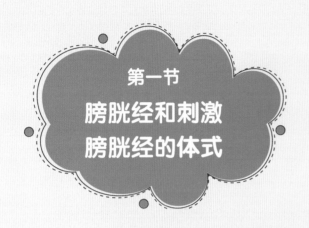

第一节

膀胱经和刺激膀胱经的体式

足太阳膀胱经：人体最大的排毒通道

有一条很重要的经络与大家的身体健康息息相关，这条经络就是膀胱经。

经络不通顺，为何先调膀胱经？

只要观察一下膀胱经循行的路线和穴位的名称就知道，膀胱经从头走足，贯穿人体，在人体背部有连着各个五脏六腑的俞穴，这些俞穴是五脏六腑映射到膀胱经上的排毒通道，也就是说疏通膀胱经可以顾及五脏六腑，无论你的身体有什么毛病，特别是慢性病，只要疏通膀胱经，就会得到一定的缓解。

膀胱经是身体中最大的一条排毒通道，调理它，能够起到排除毒素、美容养生的作用，对于女性大有益处。

膀胱经也是身体抵御外界风寒的重要屏障，若这条经络通畅，外寒难以侵入，内毒及时排出，身体何患之有？所以我们一定要打通膀胱经，所谓"打通"就是让更多的气血流入这条经络。

谁给膀胱经能量呢？主要是靠肾脏。肾与膀胱相表里，膀胱经只是个通道，本身无动力运行，需肾气的支持才能完成御寒、排毒的功能。所以，加强了膀胱经的需求，也就激发了肾脏的供应潜能。同理，督脉亦是如此。

膀胱经上的穴位在所有经络中是最多的，主要部分都在人体的后背和腿后侧。

现代社会，不管是老年人还是青壮年，由于工作习惯或者生活习惯的原因，腰背疼者很多，本着"通则不痛"的原则，推动膀胱经，还可以缓解腰背疼痛、背部僵硬的症状。

关注养生的人，可能会比较熟悉，通常拔罐、刮痧最多的地方就在背部，因为后背是膀胱经主要循行的部位，治疗的范围极其广泛。

可以说身体内任何疾病，都和膀胱经有着直接或间接的关系。它就像家里的污水管道，如果不通，整个日常生活都会被打乱。

阴瑜伽很多体式都可以刺激到膀胱经，尤其以毛毛虫式、悬挂式为主的前屈类体式最为直接。

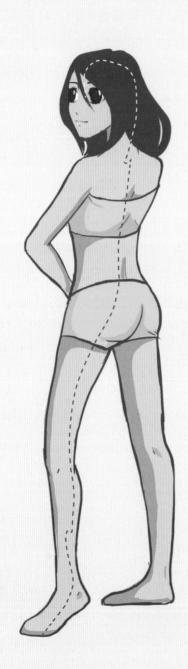

悬挂式功法

（1）站姿，双脚分开与髋部同宽。

（2）上半身前屈下沉。手肘可以自然垂落，也可以手肘相抱。注意身体重心放在前脚掌上。

（3）保持3分钟，然后缓慢蹲下来，进入蹲式。蹲式保持时间与悬挂式相同，可以起身再做一遍悬挂式，然后再进入蹲式。

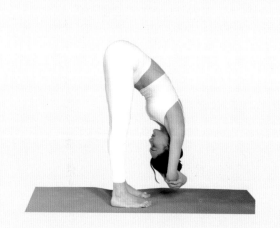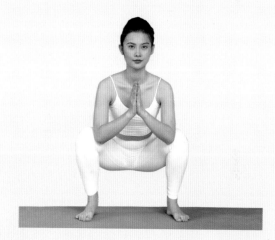

功效：

① 温和地伸展下背部。拉伸腿部后侧的韧带和肌肉。

② 挤压按摩腹腔内脏的器官，减少内脏器官的压力。

③ 心跳减缓并恢复脊柱神经，强化横膈膜。

④ 在生理期时可以缓解胃病，调整心率平衡，促进脊神经健康。

⑤ 刺激膀胱经，对肝脏、肾脏和脾脏有好处。

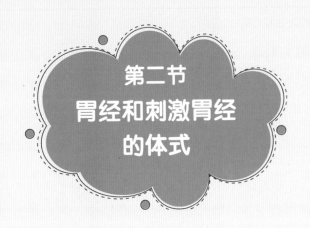

第二节
胃经和刺激胃经
的体式

足阳明胃经：胃经不通脾胃差

足阳明胃经是人体的十二经脉之一，简称胃经。足阳明胃经分布在身体的正面，从眼部下边的承泣穴开始向下走，一直到脚部的厉兑穴，贯穿全身。

胃经，顾名思义是管理胃肠功能的，胃肠功能一旦失调，整个人就会变得虚弱，且容易衰老，因为胃经走脸，《黄帝内经》中讲："女子五七，阳明脉衰，面始焦，发始堕。"阳明脉指的就是胃经，胃经一衰，面容开始憔悴，头发开始脱落，所以女人如果不想衰老，就要养好胃经。而且，胃经走膝关节，如果你不想让腿脚提前衰老，也要好好保养胃经。

此外，肝经和胆经的郁气是通过胃肠排出的。所以，人生气后，必须打通胃经，使滞纳之气通过打嗝、放屁等方式排出体外。很多人一生气就胃疼，就是所谓的"气滞胃胀"。肝胆的郁气如不及时排除，就会造成气郁血瘀，时间一长就可能形成梗塞或肿瘤，不可小视。

如果胃经不通，就会出现疲劳、身体倦怠、缺乏元气等症状。皮肤没有光泽，显黑、黄。嘴唇容易破裂，有纵形皱纹，唇边容易溃烂。发声无力，发音模糊。精神不振，迟疑不决，闷闷不乐，经常苦恼，因此更加重消化系统的负担。此外，对清淡的食物有偏好，有喜吃甜食的倾向，不爱吃油腻的食物。若要长久保持同一姿势，则会坐立难安，无法镇定下来。因为胃经的异常，经常被原因不明的头痛所苦恼。出现前头部和眼睛的疼痛、鼻塞、喉咙痛、腹胀等症状。脚部觉得虚弱、麻痹。

能刺激胃经的阴瑜伽体式主要有跪姿和后弯的体式，比如卧英雄式、骆驼式。

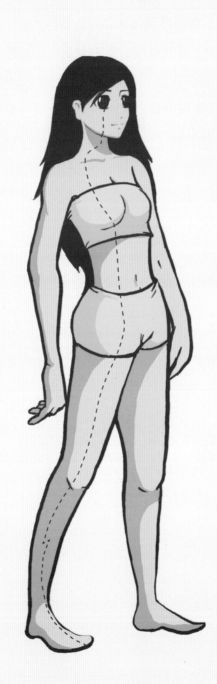

足阳明胃经

骆驼式功法

（1）跪姿，双膝和双脚分开和髋部同宽。

（2）抬起臀部，把抱枕放在臀部下方，臀部放在抱枕上。

（3）胸腔打开，上半身向后仰，手撑地，指尖朝后。

（4）注意头不要过分下垂。

（5）保持3分钟。

（6）恢复到婴儿式，保持1分钟。

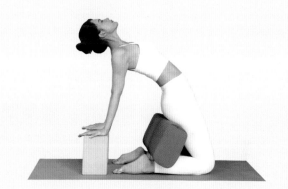

① 伸展大腿前侧。

② 伸展和强壮脊柱。

③ 拉伸身体整个前侧及踝关节。

④ 刺激腹部和颈部器官，促进血液循环，增强后侧肌肉。

⑤ 滋养脊柱神经。

⑥ 强壮生殖系统。挤压、按摩双肾，激发人体活力。

⑦ 纠正驼背和两肩下垂的不良体态。

⑧ 刺激胃经。

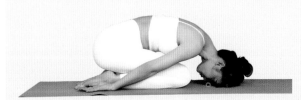

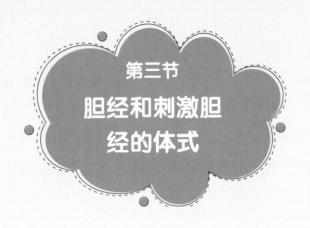

第三节
胆经和刺激胆
经的体式

足少阳胆经：强身健体的"万金油"

人体中有很多条经络，每一条经络堵塞都容易引发各种疾病。胆经堵塞会使人出现大腿外侧肥胖、无法排毒等症状，所以经常疏通胆经、活络通气血非常重要。

足少阳胆经是一条很长的经络，从足部延伸到头部，所涉及的部位非常广泛，所以一旦足少阳胆经出现问题，全身都不得安宁。

（1）关节屈伸不利。胆经遍布身体的重要关节。胆经气血郁滞，会让颈部、肩部、髋部等大关节出现酸乏无力之感。

（2）两肋闷痛。肝胆同源，胆经郁阻，肝经会受影响。肝气不疏，必然引起两肋闷胀，更可出现口苦咽干等症状。

（3）多发乳腺疾病。胆经郁阻，直接影响身体气机的生发。气机不畅，影响肝经的通畅，会让乳房疾病丛生。

（4）易患高血压。若胆经郁阻，气郁久而化热，传导给肝经，形成肝阳上亢，极易诱发高血压。

（5）降低免疫力。胆经气机生发时段为午夜，此时一阳生，一生二，二生三，三才能生万物。如果胆经气血出现问题，不能很好地在午夜生发阳气，久而久之会影响人体正气，导致免疫力低下。

（6）出现烦躁、失眠、口腔溃疡等上火的症状。胆主决断。当胆经气血出现了问题，影响清阳之气对头的濡养，会出现上火、头晕等症状。

总之，作为主疏泄的经脉，胆经和身体中的很多方面都有密切的关系。因此，让胆经通畅起来，对我们至关重要。

胆经是一条少血多气的经络，我们常说的"肝气郁结"主要就是胆经郁住了，肝胆互为表里，肝胆相照。胆经还是少阳经，是一身阳气的运转枢机。如果少阳经郁结住了，全身的气机都会不畅，身体便会出现问题。

《黄帝内经·素问》："肝者，将军之官，谋虑出焉；胆者，中正之官，决断出焉。"意思是，肝负责出主意，胆则负责具体实施，是肝的执行官。刺激胆经不但有助于消化、排毒，还能够直接纾解肝脏的郁结，调节心理平衡。更主要的是，疏通胆经还是养生长寿的诀窍。从情志方面讲，疏通胆经也会大大提高人的决断能力。

胆是肝的执行官，如果能够疏通胆经，使一身气机活泼，流转顺畅，会让身体变得越来越有活力。

长寿就是要阳气充足，补充阳气靠五谷杂粮，通过脾胃的运化转化成精微，消化五谷则要靠胆。现代医学也认为胆汁对整个消化系统起着极大的促进作用。所以通过刺激胆经保证消化道通畅，减肥的效果也很好。

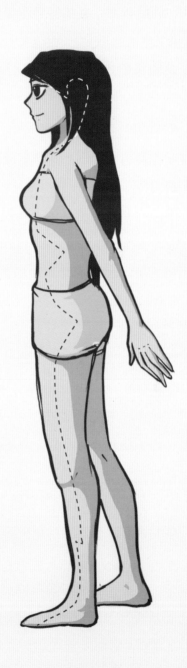

刺激胆经的体式主要有扭转的体式和能刺激到大腿外侧的体式，比如睡天鹅式和四方式等。

四方式功法

（1）坐着，屈膝，先把左小腿摆到和垫子前端平行，然后再把右小腿放在左小腿上。两个小腿互相重叠。

（2）弓背前屈，如果头挨不到地板，给头一个支撑。

（3）保持3~5分钟，然后换另一侧。

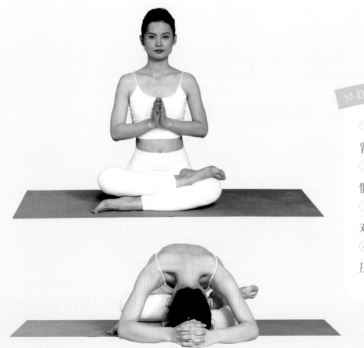

功效

① 刺激胆经、肝经、胃经、肾经、脾经、肺经及膀胱经。

② 通过强烈的外旋深度打开髋关节髋部。

③ 可以减除下背部的压力，对髋部和脊柱有很好的帮助。

④ 前屈时可以减除下背部的压力。

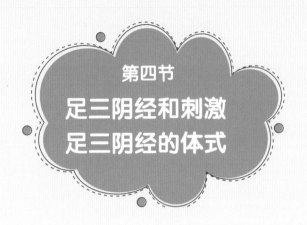

第四节
足三阴经和刺激 足三阴经的体式

三阴经指的是足太阴脾经、足少阴肾经和足厥阴肝经。它们都分布在腿的内侧，属里，循行方向均是由足部经过下肢内侧、腹部抵止于胸部。

足太阴脾经：脾经畅通，重病难上身

脾经是足太阴脾经的简称，其循行路线是从大脚趾的末端开始，沿着大脚趾的内侧脚背与脚掌的分界线，向上沿脚内踝前边，上至小腿内侧，然后再沿小腿内侧的骨头，与肝经相交，在肝经之前循行，上股内侧前边，进入腹部，再通过腹部与胸部的间隔，夹食管旁，连舌根，散布于舌下。

中医认为脾主运化，为后天之本，对于维持消化功能及将食物化为气血起着重要的作用。如果脾经出现问题，会出现腹胀、便溏、下痢、胃脘痛、嗳气、身重无力等不适。此外，舌根强痛，身体的大脚趾内侧、脚内缘、小腿、膝盖或者大腿内侧、腹股沟等经络循行处会出现冷、酸、胀、麻、疼痛等不适感，也提示脾经失调。

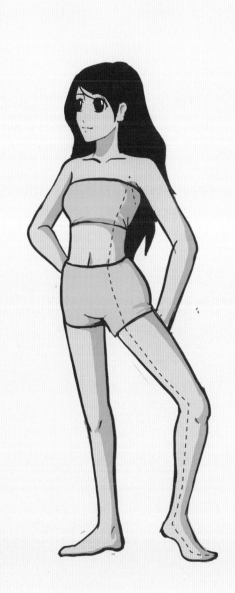

足太阴脾经

足少阴肾经：先天之本，生命的本钱

若将人体比作一台车，那么，肾就是这台车的发动机。肾经是一条关乎一生幸福的经脉，肾经强壮，身体才会真正地强壮。

肾为先天之本，是生命的本钱，随着时间的流逝，人慢慢步入中老年，肾这台发动机在不断被磨损和消耗下，也会出现问题，若此时再不进行维修，发动机无法提供动力，身体这台车就开不动了。因此，我们要守护好父母先天的厚赠和重视后天对肾的培补。只有将肾经保养好，才可以激发身体固有的巨大潜能，从而让我们拥有强大的自愈力。

肾经全称是足少阴肾经，它起于脚小趾之下，斜行走向脚心附近的涌泉穴，在脚内踝的舟骨粗隆处分成两个分支，一支进入脚跟之中，另一支沿着小腿内侧向上循行，经过窝内侧、大腿内后侧，通过脊柱，进入人体内部，内属于肾，并联络膀胱。直行的主干脉，从肾向上通过肝和横膈，进入肺中，沿着喉咙，挟于舌根部。肺部支脉，从肺部出来，联络心，流注于胸中，与手厥阴心包经相接。

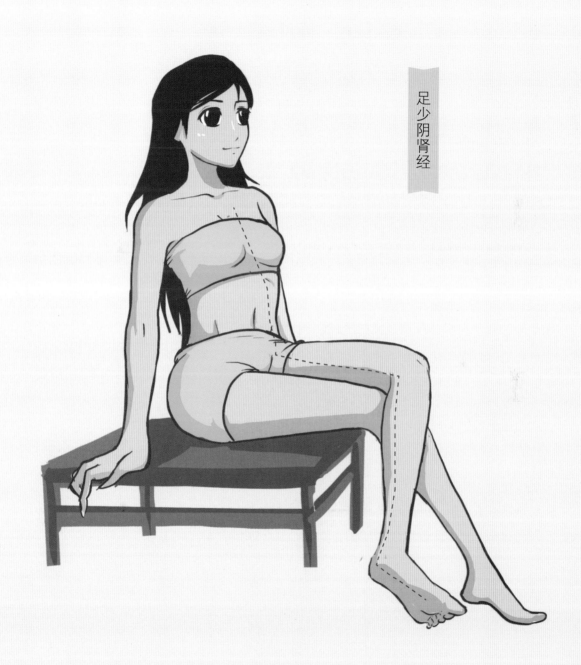

足少阴肾经

足厥阴肝经：养肝就是养命

在中医里，肝的功能主要有三个：主疏泄、主藏血、主宗筋。

1.肝主疏泄

疏泄主要是情志方面。疏泄即疏发宣泄，肝主疏泄，就是说如果肝经是通畅的，肝的功能是正常的，人就会感到愉悦、舒服；若是生气了，郁闷了，就是肝经堵塞了，怒伤肝，说的就是生气影响到了肝主疏泄的功能。

2.肝主藏血

藏是储藏的意思，肝是一个血囊，可以把人体暂时不用的血液储备在肝脏中。藏还有收摄、约束的意思，比如肝脏功能出现问题了，控制血的能力就变差，会造成人体的出血症，比如经常鼻子出血，或者有脑出血、视网膜出血、便血、胃出血等各种出血症，都跟肝不摄血有关系。

3.肝主宗筋

宗就是祖宗的宗，传宗接代的宗，筋是人体的大筋，宗筋就是指男性的生殖器。从肝经循行图上就可以看到，肝经绕着阴器转一周，阴器就是宗筋，所以，男性生殖方面的问题，都跟肝经有密切的关系。

阴瑜伽体式中，蝴蝶式和蜻蜓式都可以刺激到足三阴经。

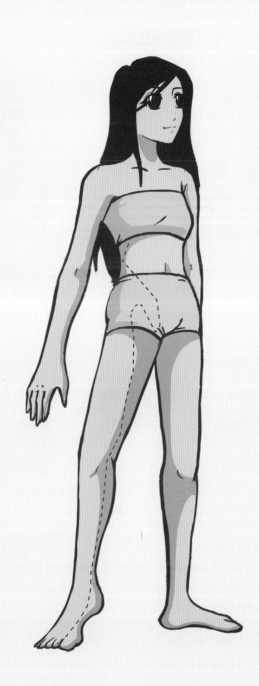

足厥阴肝经

蝴蝶式功法

（1）坐着，屈双膝，双脚相对，大腿和小腿大致呈菱形。

（2）弓背前屈。如果头挨不到地板，给头一个支撑。

（3）保持3～5分钟，退出这个体式。

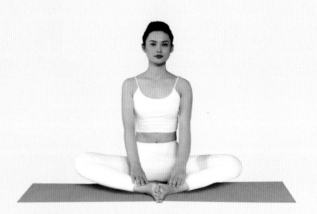

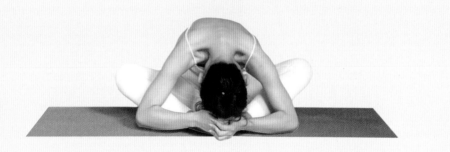

功效：

① 伸展脊柱及下背部。拉伸腿部内侧韧带。

② 有效地刺激肾上腺体及卵巢。

③ 刺激经过腿部内侧的肝经、脾经和肾经及下背部的膀胱经。

④ 对泌尿系统有很好的帮助，调整女性不正常的生理期，促进髋关节和盆腔的血液循环。

⑤ 对开胯和伸展下背部有帮助。

⑥ 减轻妇女分娩的痛苦。

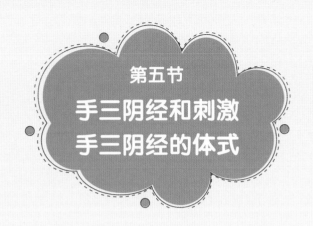

第五节

手三阴经和刺激手三阴经的体式

生命体中，阴经上升，阳经下降。这样才能天地交泰，阴阳平衡。

理解经络时，要把双手举起来，像小孩睡觉，或者像猩猩双手挂树枝上，就可以理解古人的良苦用心了。

手三阳之脉从手至头，足三阳之脉从头走足，都属于下降；足三阴之脉从足至腹，手三阴之脉从胸至手，都属于上升。这被称为日夜循环、阴阳会合。

手三阴经是手太阴肺经、手少阴心经和手厥阴心包经的总称。《黄帝内经·灵枢》中说："手之三阴、从胸走手。"

手太阴肺经：调治呼吸的通天大脉

肺在五脏中所处的位置最高，所以有"肺为五脏之华盖"之称。它主要是负责把空气吸入体内，并把它运送、分配到五脏中去，以维持生命活动。如果肺的功能出现了异常，人体就会口渴、咳嗽、上火、喘息，有时也会出现胸痛、心悸等症状。随后，人的皮肤就会变得暗淡，没有光泽。许多肺不好的人往往面色苍白、声音微弱、元气丧失，而且连带着会失去耐心。精神上也会因为一点点挫折，而导致神情黯然。

学习中医经络，第一条要讲的总是手太阴肺经。人的气血在凌晨3点到5点（也就是寅时）开始冲击肺经，此时若出现咳嗽、气喘等肺系症状，通常要考虑肺是不是有问题。

《黄帝内经》中说肺为"相傅之官"，就是宰相大人，可见其地位之重要与尊贵。肺经的功效何其巨大？上可疏解肝经之郁结，中可运化脘腹之湿浊，下可补肾中之亏虚。

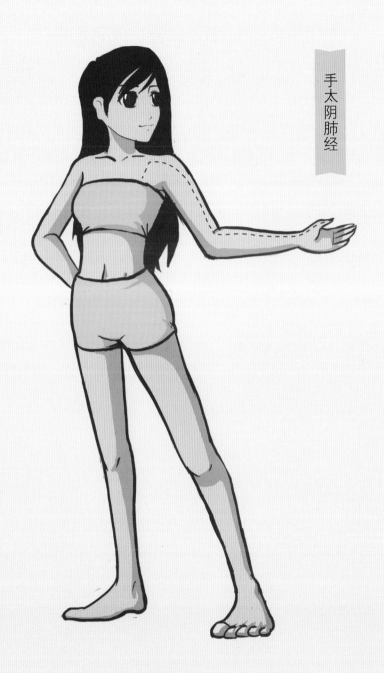

手太阴肺经

手少阴心经：心无挂碍、无有恐怖

中医认为，心在五脏中为"君主之官"。君主，是一个国家的最高统治者，是全体国民的主宰者。相应地，心就是人体生命活动的主宰，是脏腑中最重要的器官。它统率各个脏器，使之相互协调，共同完成各种复杂的生理活动，如果心发生病变，则其他脏腑的生理活动必然受限，所以，它的气血畅通对身体的整体调节是非常重要的。

情志包括思虑、神志、睡眠，以及感情纠葛等方面。这几个方面若出现问题，都可以通过按摩心经来调理。可以说，心经就是一条安定情志的经络。

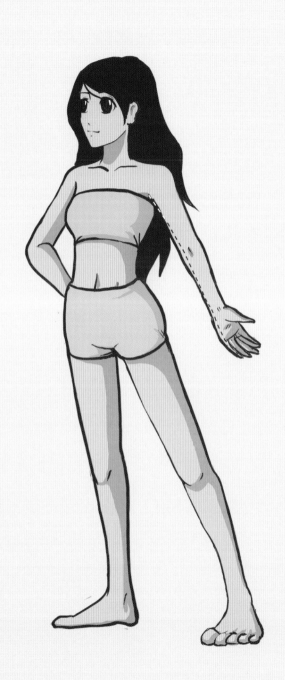

手厥阴心包经：心脑血管的"警卫员"

中医所说的心包就是心外面所包的一层薄膜，它能代心受过，替心受邪，也就是说，当外邪侵犯人体时它要代替心去承受外邪的侵袭。因为"心为五脏之大主"，"心主神明"，所以有什么病灾为难时当然要由心腹之臣，也就是心包来代替君主承受了。

心包经起于人体左右乳头外的天池穴，左右各有9个穴位，直到中指的中冲穴。因为心包经从胸部开始，历络三焦，所以三焦哪一处出问题都由它来扛着。正如《黄帝内经》所说："心不受邪，心包代之。"一句话，心包经就是一条在关键时刻可以救人性命的经脉。

心包经一旦出现不适，问题就会比较严重，易出现冠心病、心绞痛、心脑血管病等重大疾病。有的人有房颤，病因就是心包经阻塞不通，经络水肿积压于心脏，此时病人还会出现一系列症状，如手心热、肘臂屈伸困难、腋下肿胀、胸胁胀闷等。此外，还会出现心烦、心痛、面红，以及目黄、情绪无常等症状。

阴瑜伽体式中，融心式能很好地刺激手三阴经。

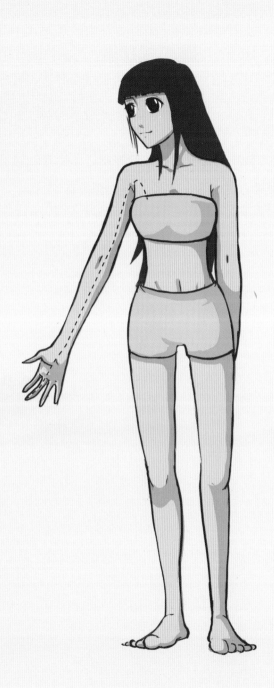

手厥阴心包经

融心式功法

（1）从四脚板凳式进入体式。

（2）保持大腿与地板垂直，手慢慢往前移动，上半身轻轻下压，胸部靠近地面。

（3）保持3～5分钟，退出这个体式，并做婴儿式1分钟。

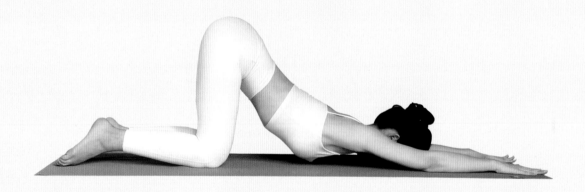

① 伸展胸椎，提高心脏功能。

② 可以调整胎位。

③ 刺激手三阴经。

④ 很好地伸展上背部和中背部，打开肩部。

⑤ 柔软心脏。

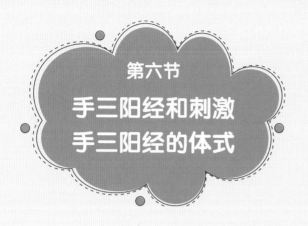

第六节
手三阳经和刺激
手三阳经的体式

手三阳经是手阳明大肠经、手太阳小肠经和手少阳三焦经的总称。《黄帝内经·灵枢》中说："手之三阳，从手走头。"

手阳明大肠经：疏通气血，排毒润肠

《黄帝内经》中说"阳明经多气血"，因为手阳明大肠经和足阳明胃经主管人体的消化、吸收以及排出废物，如果胃肠消化吸收功能正常，体内生成的气血充足，人体抵抗疾病的能力就强，而且胃肠排泄功能正常，人体产生的垃圾就能够及时排出，内生性疾病自然就会减少。阳明经多气多血，气血是人维持一切生命活动的基础，所以大家平时一定要多注意疏通手阳明经。

大肠经出现问题，会导致食指、手背、上肢、后肩等经络沿线部位的疼痛和酸、胀、麻等问题，还可能出现眼白发黄、口发干、眼睛干涩、流涕，或者鼻出血、牙龈肿痛、咽喉肿痛等症状。

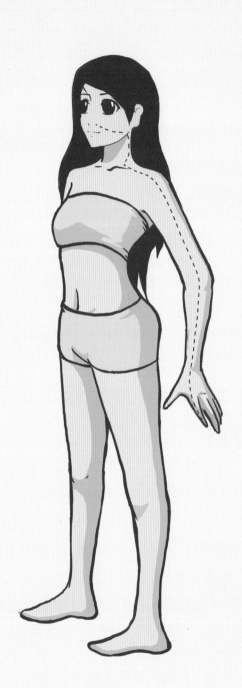

手阳明大肠经

手太阳小肠经——人体健康的"晴雨表"

经常使用电脑的人，通常都会肩膀酸痛。但有的人站起身活动一下，很快就恢复如常，而有一些人则会日渐加重，先是后背痛，然后脖子也不能转侧，手还发麻，医院通常将其诊为颈椎病。其实大多数是心脏供血不足，小肠经气血虚弱所致的。观察一下小肠经的走向就会发现，它从脖子到肩膀，再从胳膊到小手指，正是我们平常出现上述症状的部位。

心脏供血不足，为何会影响小肠经呢？这涉及中医特有的一个概念——表里关系。心与小肠相表里，这种关系通过经络的通道联系起来。如果心脏有问题，小肠经就会先有征兆。有的中医能够预知人的疾病，那并不是捕风捉影，随意揣测的（当然总会有这样的人），而是身体已经先告诉他了。所以他并没有什么高明的本领，更不是精通什么巫术，只是常人不知道内情罢了。

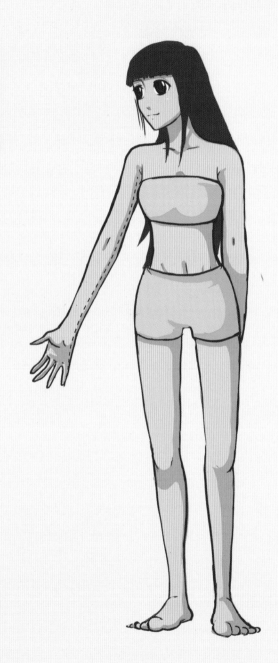

手太阳小肠经

手少阳三焦经：协调脏腑合作的"总指挥"

《黄帝内经》里说："三焦为水道出焉。"意思就是"三焦"就像一个水道。对于人体来说，三焦必须通畅。只有三焦经通畅了，三焦的功能强大了，元气才能运行顺畅，废气才能及时排泄出来，人体才不会生病。

少阳三焦经分布在人体的两侧，如同一扇门的门轴。此外，还有一个说法叫"少阳为枢"，即枢纽的意思。无论是经络，还是方剂用药里都有这个说法。手少阳三焦经内属三焦，三焦是一个找不到相应脏腑对应的纯中医概念。但是，中医理论上的脏腑与现代医学上的脏腑本来就不是一一对应的关系。

三焦经分布于人体的心、肝、肺、胆、肾、膀胱、小肠、大肠等部位，统领人体，是协调各个脏腑合作的总指挥。所谓"焦"，顾名思义，就是指火大，意思是体内火大与否完全取决于它。想要做一个平和的人，想要身体温顺自然，就要经常调理三焦经。尤其是对于女性来说，三焦经顺，则人体由内而外皆顺。调理三焦经，可按摩消泺穴、丝竹空穴及支沟穴等重要穴位，平日里气不畅、头痛、心烦等问题都可以通过按摩它们来消除。调理三焦经的瑜伽体式有坐山式等。

手少阳三焦经

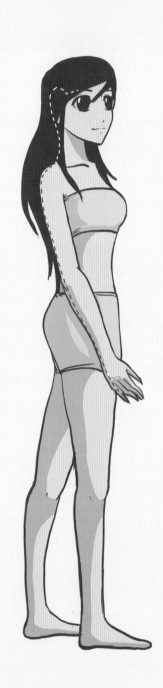

坐山式功法

（1）以全莲花坐姿坐下，手臂伸直，双手相扣，手心朝上。

（2）抬升双臂，从背阔肌和肩胛骨处向上伸展，举过头顶，保持垂直，掌心朝上，背部挺直。保持这个体式1分钟，或几个深长而均匀的呼吸时间。

（3）调换交叉的双腿，重复这个体式。

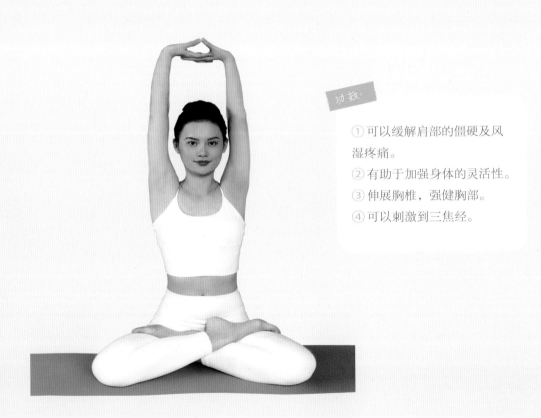

功效：

① 可以缓解肩部的僵硬及风湿疼痛。

② 有助于加强身体的灵活性。

③ 伸展胸椎，强健胸部。

④ 可以刺激到三焦经。

第三章

经络瑜伽热身

第一节
跪姿拜日式

跪姿拜日式是一个温柔的热身动作，反复练习也是一个完整的练习套路。练习时注意呼吸和动作的完美配合，一个呼吸，一个动作。

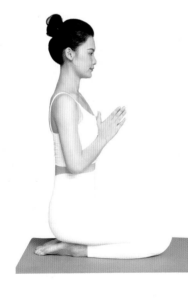

（1）跪坐，双手合十在胸前，微闭双眼，向内在那股原始的阳性力量致敬，愿它能给予我们温暖、光明、希望和勇气。保持3~5个呼吸。

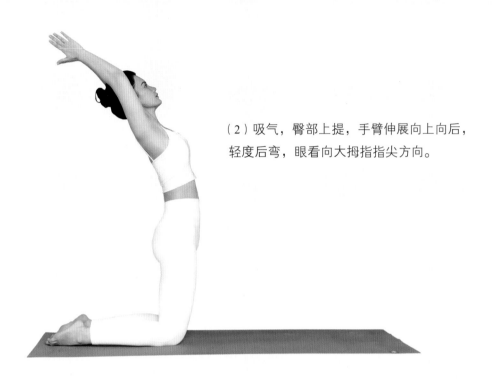

（2）吸气，臀部上提，手臂伸展向上向后，轻度后弯，眼看向大拇指指尖方向。

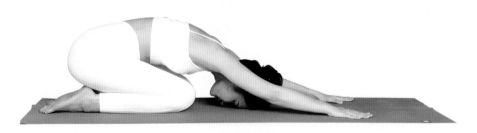

（3）呼气，臀部向后坐回脚跟，双手臂向前伸展落地延伸，前额贴向垫子，大拜式。

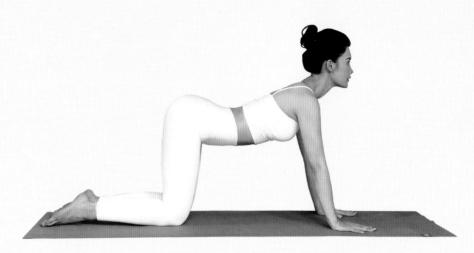

（4）吸气，抬起臀部，大腿和地板垂直，腰椎放松，胸腔打开，抬头扩胸向上看眉心，牛式。

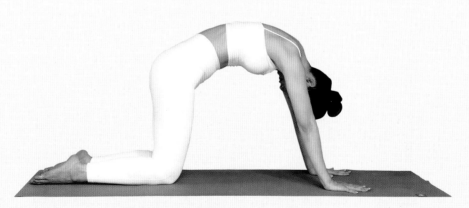

（5）呼气，弓背低头看肚脐，猫式。

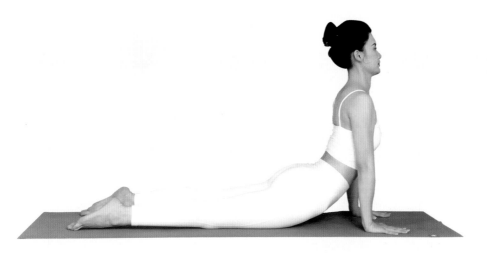

（6）吸气，脚尖勾地，伸直双腿，双膝离开垫子，抬头向上看眉心，流动到上犬。
（初学者可以选择勾脚，有一定基础可脚背贴地下压）

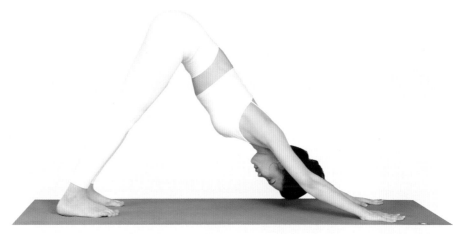

（7）呼气，抬臀部向上向后，下犬式。

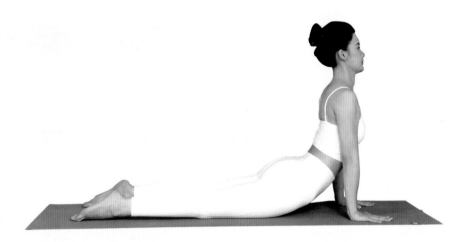

（8）吸气，再次流动到上犬式。

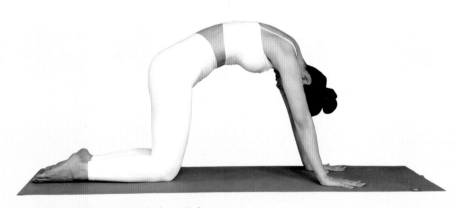

（9）呼气，弓背低头看肚脐，猫式。

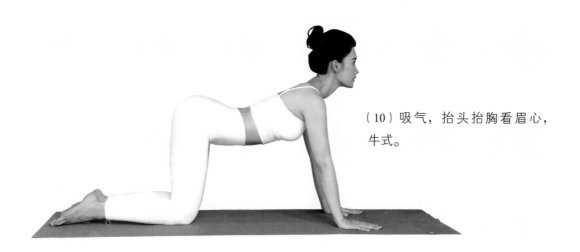

（10）吸气，抬头抬胸看眉心，
牛式。

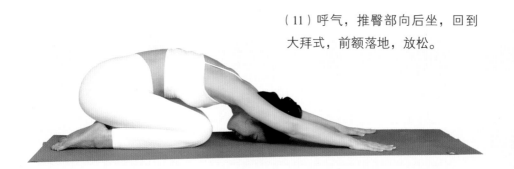

（11）呼气，推臀部向后坐，回到
大拜式，前额落地，放松。

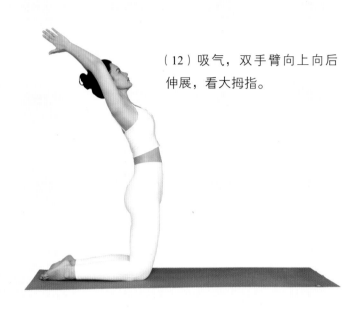

（12）吸气，双手臂向上向后伸展，看大拇指。

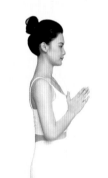

（13）呼气，双肩绕动合十在胸前，放松。

生理层面： 这是一套极好的暖身体式，可以训练呼吸的节奏感，灵动整根脊柱，培养身体和气息的流动感。可保持8～10遍练习，也可以根据身体情况增加到20次。可以选择在每天早晨做，也可以作为阴瑜伽课前的热身准备。

心理层面： 这不仅是对太阳的膜拜，祈祷和歌颂智慧之光，更像是一次帮助唤醒和启动内在强大生命能量的仪式，有利于增强自信心，以及战胜困难的勇气。

第二节
拜月式

据说在梵语里，印度就是月亮的意思，这种说法至今仍有争议。但古印度人一直认为自己是月神的后代，当玄奘大师去取经时，也在中亚受到了这个说法的影响，加之在西域找不到一个通用的国名，就规定使用印度代表西域。不过，玄奘大师还是解释印度本意就是梵语的月，也就是月亮的国度。

无论如何，月亮对印度很重要。像中国使用阴历一样，印度也使用月亮历。在他们看来，月亮与人类的生命运动有着密切联系，人们身心的活动周期也全在月亮的掌握之中。此外，月亮也是一切美好事物的象征。印度神话中虽然没有嫦娥，但却有小仙女和飞天，一样舞姿翩翩，飞霄云天。

古人认为，人的精神兴奋和月亮相关，特别是满月。到16世纪时，德国医生帕拉策尔苏斯就认识到：满月时，精神兴奋的人数会增加，因为在满月和新月时，太阳和月亮位于一条直线上，它们会用联合的力量拉地球，这时大海就发生潮汐的变化，人的情绪也受此影响。

现代科学研究也发现，满月会引发人体的"生物潮汐"。比如，暴躁的人变得更加神经过敏，忧郁的人变得更加消沉，爱寻欢作乐的人变得更加喜欢采取异常兴奋的行动。美国精神病学家伯利经过长期研究后著有《月球作用——生物潮与人的情绪》一书，书中指出：人体约有80%的液体，月球引力也能像引起海水潮汐那样，对人体内的液体发生"生物潮"的作用。

月亮圆缺与人体的血液流动有密切的关系。很久以前，医学界就懂得要做有放血的手术，通常都避免在月圆之夜进行，据说圆月时会使血液加速流出。如今，医学界认为这种说法颇有根据。月亮圆缺影响人体，也是中医学持有的一个观点。月亮和人体健康是一个值得深入研究的课题，科学家们正在作进一步探索，企望造福人类。

印度有拜日习俗，同样有拜月、拜火、拜神等诸多的习俗，这是百姓对生活的一种向往。瑜伽拜月式体式练习分"左右平衡能量练习"和"拜月式冥想意境练习"。拜月式"eandra-namaskara"（"eandra"是月亮，"namaskara"是礼拜之意）就是连续16个一气呵成的体位法练习。月圆月缺的周期约16天，16个体位法就是从这个周期联想并创造出来的。

古代的瑜伽者认为，在满月时进行拜月，能把月亮释放出来的甘露"永生之水"吸入自身体内，获得生命能量，象征着生命的美好。当然这是古代人们的一种意识和美好向往，不必深究。

瑜伽拜月式左右平衡能量对应人体左右平衡能量练习，以内心安宁平静为理念，对降低血压、血脂，改善骨关节功能、缓解疼痛有很好的调剂功能，通过练习，能够有效调整心理平衡，增强自信心，减轻压力，缓解焦虑、抑郁，改善睡眠，并对人体认知功能有很好的恢复和促进作用。

拜月式功法

（1）垫子横放，站在垫子左边1/4处，双
手合十，山式站立；身体放松而舒展。
保持5个呼吸。

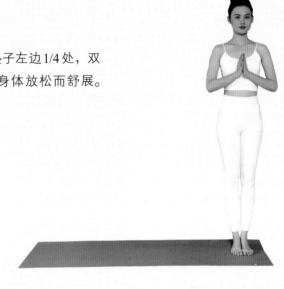

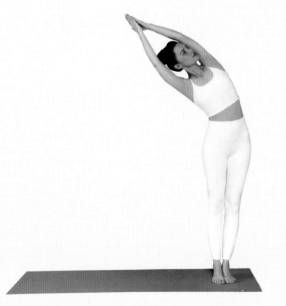

（2）山式5个呼吸之后，随着呼气，上
半身向右侧伸展，进入弦月式。保持5
个呼吸。

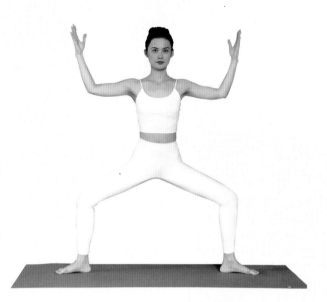

（3）弦月式5个呼吸之后，吸气身体回正。随着呼气，右脚向右侧一大步，双脚适当外斜，屈膝下蹲，屈肘进入鼎式，保持5个呼吸。注意小腿和地板垂直，不要求大腿和地板平行。膝盖的中线和第二脚趾一个方向。大臂和地板平行，小臂和地板垂直。

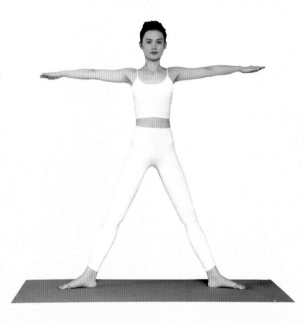

（4）鼎式保持5个呼吸之后，随着吸气，腿伸直，手臂端平，进入海星式，保持5个呼吸。

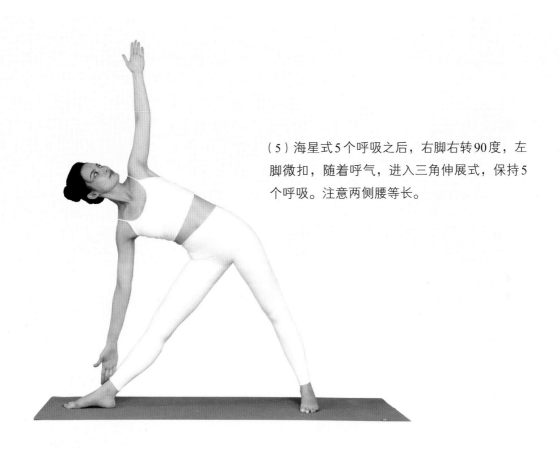

（5）海星式5个呼吸之后，右脚右转90度，左脚微扣，随着呼气，进入三角伸展式，保持5个呼吸。注意两侧腰等长。

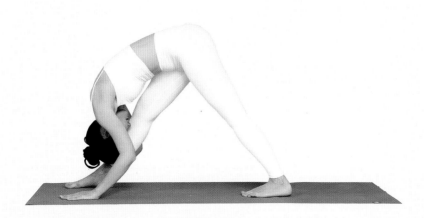

（6）三角伸展式保持5个呼吸后，随着呼气，放下左臂，左脚适当前移，调整髋部，进入加强侧伸展，保持5个呼吸。

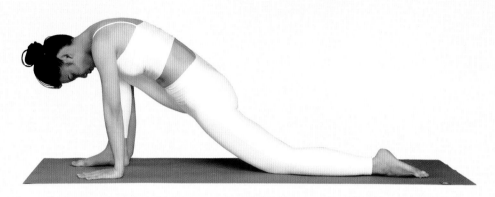

（7）加强侧伸展5个呼吸后，随着呼气屈前腿，放下腿，膝盖贴于垫子上，骨
盆下沉，躯干放松，进入幼龙式，保持5个呼吸。

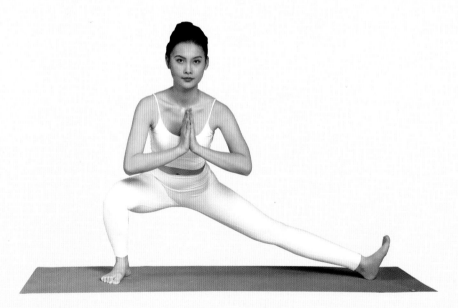

（8）幼龙式5个呼吸之后，随着呼气身体向左转，左腿伸直，右腿弯曲，
进入右侧弓步，保持5个呼吸。

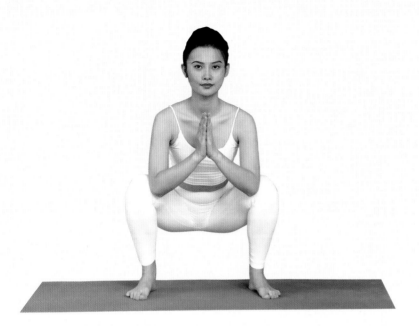

（9）右侧弓步5个呼吸后，随着呼气身体左移，来到垫子左端，蹲式。

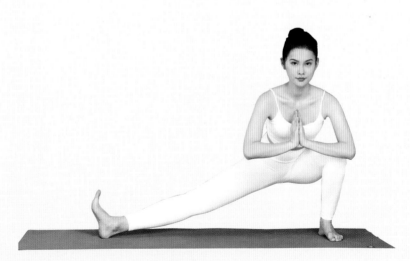

（10）左侧弓步，保持5个呼吸。

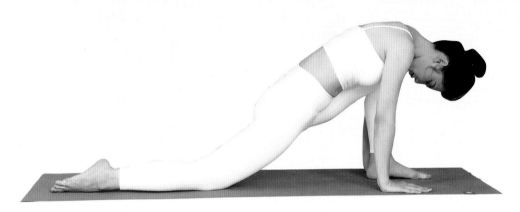

（11）左侧幼龙式，保持5个呼吸。

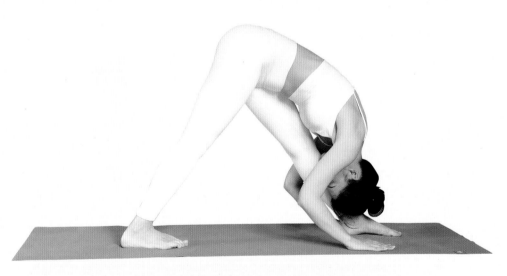

（12）左侧加强侧伸展，保持5个呼吸。

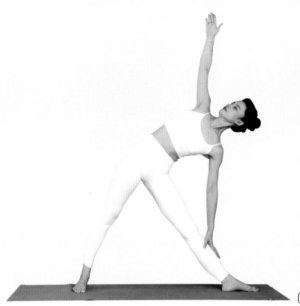

（13）左侧三角伸展式，保持5个呼吸。

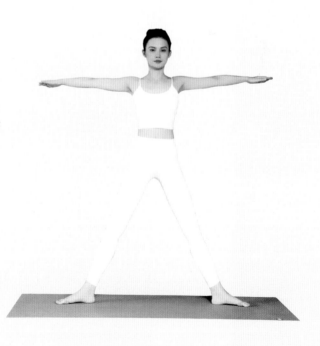

（14）海星式，保持5个呼吸。

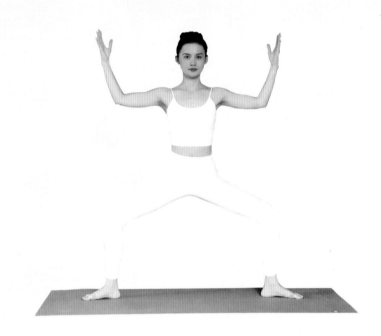

（15）鼎式，保持5个呼吸。

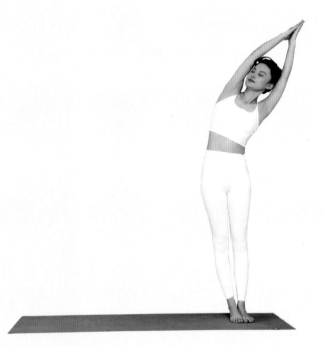

（16）左侧弦月式，保持5个呼吸。

第三节
藏秘大礼拜式

　　藏秘大礼拜式又称"五体投地"，是藏传佛教礼法之一，俗称"磕大头"。又叫五轮投地、投地礼、接足礼、头面礼、顶礼。所谓"五体"，指两手、两膝、头顶，亦称五轮。本为印度所行礼法，据《大唐西域记》卷二所载，印度所行之礼敬法共有9种，其第9种即五体投地，为所有礼法中之最殷重者。用来礼敬最上者，其致敬的对象一般是佛、菩萨。

 功效：

磕大头有三个好处：

①锻炼身体；

②消除业障；

③打通任督二脉。

 小贴士：

磕大头时，身、口、意专注非常重要。身体做礼拜，心中意念也要诚挚恭敬。

藏秘大礼拜式功法

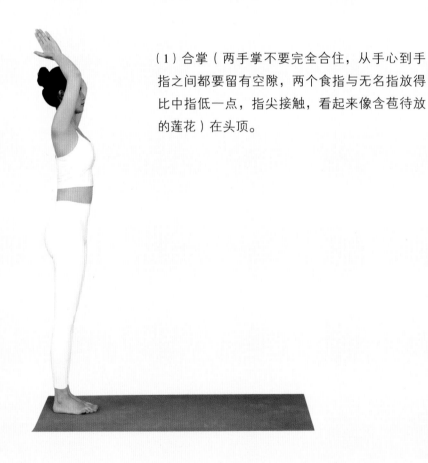

（1）合掌（两手掌不要完全合住，从手心到手指之间都要留有空隙，两个食指与无名指放得比中指低一点，指尖接触，看起来像含苞待放的莲花）在头顶。

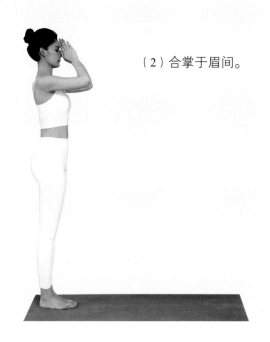

（2）合掌于眉间。

（3）合掌于心间。

（4）继续合掌于心间，跪下。

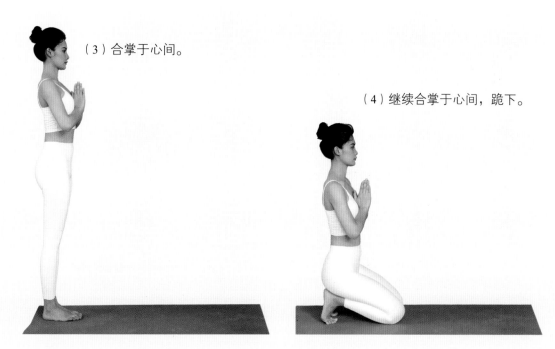

（5）五体（即前额、两手掌与双膝）触地拜下去，两掌、两膝着地，同时两掌用力向前推出，随即两腿同时伸直，全身平伏于垫子上。

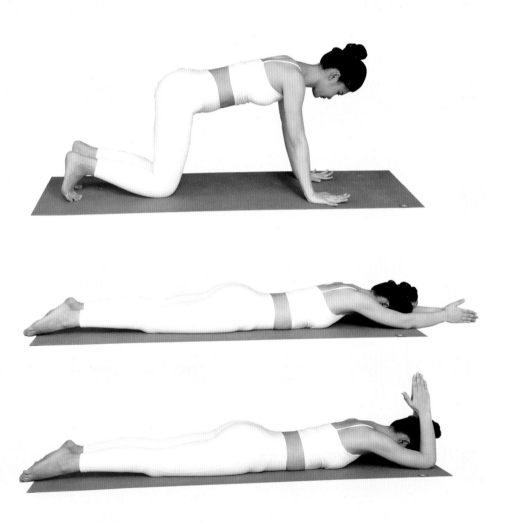

（6）将伏地的两手从前向后移，两腿同时起立（伏地后应立即起身，起身时两手不能向背后伸展）。起身时挺直腰，如（3）合掌于心间，如此循环多次。

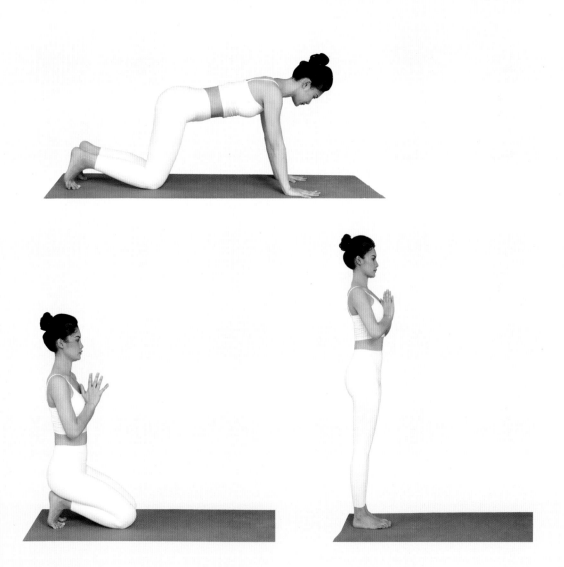

第四节

八段锦

　　八段锦功法是一套独立而完整的健身功法，起源于北宋，至今已有900多年的历史。古人把这套动作比喻为"锦"，意为五颜六色，美而华贵，体现其动作舒展优美，视其"祛病健身，效果极好；编排精致；动作完美"。现代的八段锦在内容与名称上均有所改变，此功法分为八段，每段一个动作，故名为"八段锦"，练习无须器械，不受场地限制，简单易学，节省时间，作用显著；适合男女老少，可使瘦者健壮，肥者瘦身。

第一段　两手托天理三焦

（1）两脚平行开立，与肩同宽。两臂分别自左、右身侧徐徐向上高举过头，十指交叉，翻转掌心极力向上托，使两臂充分伸展，不可紧张，恰似伸懒腰状。同时缓缓抬头上观，要有擎天柱地的神态，此时缓缓吸气。

（2）翻转掌心，朝下，在身前落至胸高时，随落随翻转掌心再朝上，微低头，眼随手运，同进配以缓缓呼气。

（3）如此两掌上托下落，练习4~8次。

另有一种练习法，每次上托时两臂自体侧徐徐上举，且同时抬起足跟，眼需平视，头极力上顶，不可紧张。然后两手分开，在身前俯掌下按，足跟随之下落，气随手按而缓缓下沉于丹田。如此托按4~8次。

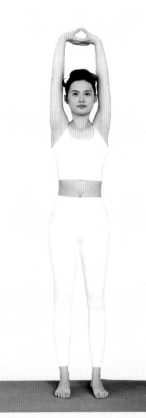

第二段　左右开弓似射雕

（1）两脚平行开立，略宽于肩，成马步站式。上体正直，两臂平屈于胸前，左臂在上，右臂在下。

（2）手握拳，食指与拇指呈八字形撑开，左手缓缓向左平推，左臂展直，同时右臂屈肘向右拉回，右拳停于右肋前，拳心朝上，如拉弓状。眼看左手。

（3）换另一侧，如此左右各开弓4～8次。

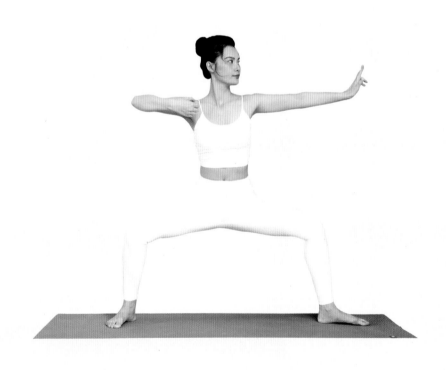

第三段　调理脾胃臂单举

（1）左手自身前成竖掌向上高举，继而翻掌上撑，指尖向右，同时右掌心向下按，指尖朝前。

（2）左手俯掌在身前下落，同时引气血下行，全身随之放松，恢复自然站立。

（3）换另一侧，如此左右手交替上举各4～8次。

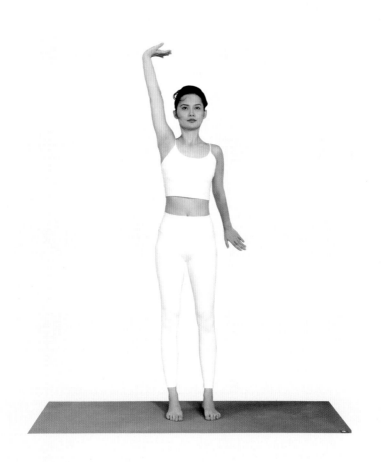

第四段　五劳七伤往后瞧

（1）两脚平行开立，与肩同宽。两臂自然下垂或叉腰。头颈带动脊柱缓缓向左拧转，眼看后方，同时配合吸气。

（2）头颈带动脊柱徐徐向右转，恢复前平视，同时配合呼气，全身放松。

（3）换另一侧，如此左右后各瞧4~8次。

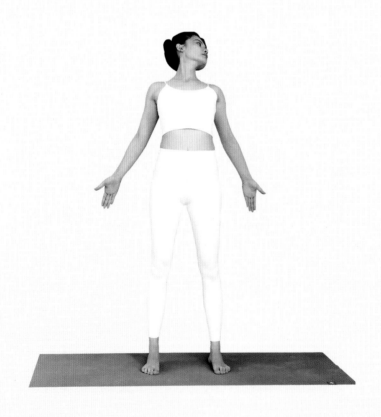

第五段　摇头摆尾去心火

（1）马步站立，两手叉腰，缓缓呼气后拧腰向左，屈身下俯，将余气缓缓呼出。动作不停，头自左下方经体前至右下方，像小勺舀水似地引颈前伸，自右侧慢慢将头抬起，同时配以吸气；拧腰向左，身体恢复马步状，缓缓深长呼气，同时全身放松。呼气末尾，两手同时做节律性捅腰动作数次。

（2）换另一侧，如此交替进行，各做4～8次。

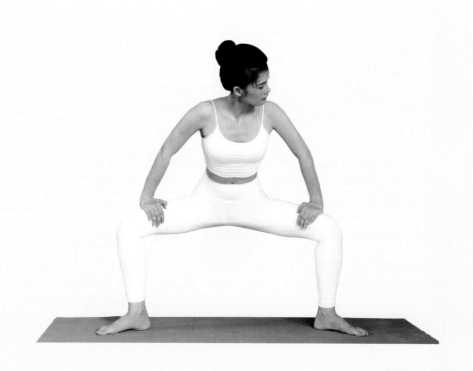

第六段　两手攀足固肾腰

（1）两脚平行开立，与肩同宽，两掌分按脐旁。

（2）两掌沿带脉分向后腰。

（3）上体缓缓前倾，两膝保持挺直，同时两掌沿尾骨、大向下按摩至脚跟。沿脚外侧按摩至脚内侧。

（4）上体展直，同时两手沿两大腿内侧按摩至脐两旁。如此反复俯仰4～8次。

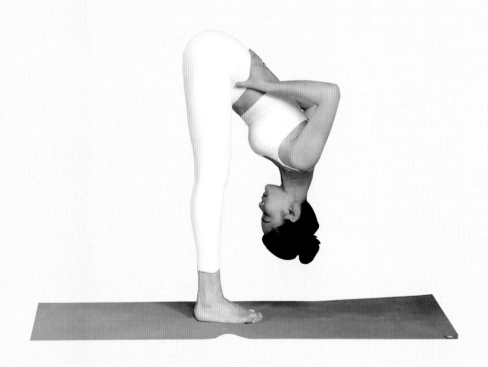

第七段　攒拳怒目增气力

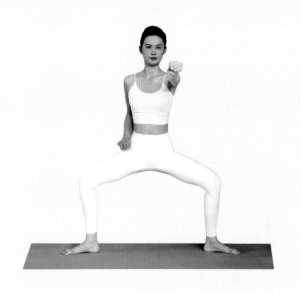

（1）两脚开立，成马步状，两手握拳分置腰间，拳心朝上，两眼睁大。

（2）左拳向前方缓缓击出，成立拳或俯拳皆可。击拳时宜微微拧腰向右，左肩随之前顺展拳变掌，臂外旋握拳抓回，呈仰拳置于腰间。

（3）换另一侧，如此左右交替，各击出4～8次。

第八段　背后七颠百病消

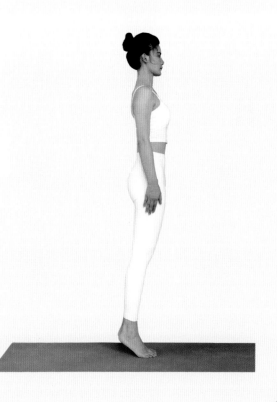

（1）两脚平行开立，与肩同宽，或两脚相并。

（2）两臂自身侧上举过头，脚跟提起，同时配合吸气。两臂自身前下落，脚跟亦随之下落，并配合呼气。全身放松。如此起落4～8次。

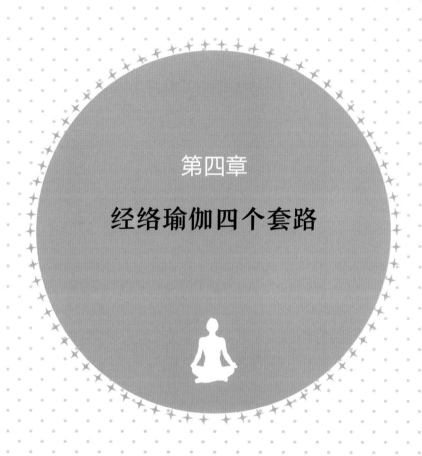

第四章

经络瑜伽四个套路

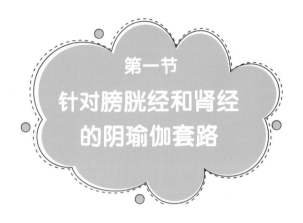

第一节

针对膀胱经和肾经
的阴瑜伽套路

以冥想开始，依次进入下面的体式。

1. 蝴蝶式（Butterfly）

（1）坐姿。若身体僵硬，可在臀部下方垫上垫子。如果有坐骨神经痛，可以加高垫子，并且在双腿小腿外侧垫上软的抱枕或者折叠的瑜伽垫。使双脚的脚心相对，双腿形成一个方形。

（2）呼气时，身体前屈，背部拱起，头向下靠近脚后跟。如果颈部疲劳，可将手肘放于膝盖或大腿上，用双手支撑头部。或在上身下方垫毯子或抱枕，双臂向前伸展或放在体侧，也可以用双手握住双脚。

（3）放松全身，保持3～5分钟。如果可以，尽量保持更长的时间。

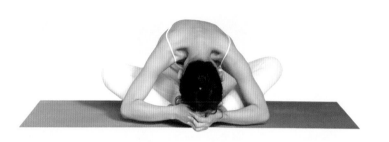

① 使下背部得到伸展，刺激贯穿脊柱的膀胱经，对泌尿疾病患者有益。

② 如果双脚向内靠近会阴，可使内收肌得到更好的被动拉伸，刺激肾经和肝经。如果双脚放得远一些，则能更多地拉伸腿的外侧，刺激胆经，改善气血的运行。

③ 强化肾脏和不活跃的腺体功能，消除睾丸的沉重感。

④ 增强卵巢功能，使经期规律。孕妇长期练习，有助于降低分娩难度。

⑤ 蝴蝶式刺激通过大腿内侧及穿行全身的肾脏经络。

2. 雨刷式（Windshield）

（1）坐姿。弯曲双膝，双腿自然分开，小腿与大腿大约呈90度。

（2）上半身略微向后，指尖朝后，手掌支撑身体。

（3）双膝放松，缓慢地左右摆动，就像汽车挡风玻璃上的雨刷一样，放松腿部肌肉。

（4）反复几次，大约1分钟时间。

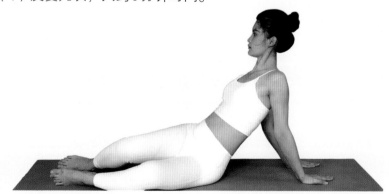

3. 蜻蜓式（Dragonfly）

（1）坐姿。身体僵硬者可在臀部下方垫上垫子。如果有坐骨神经痛问题，可垫高垫子，使膝盖低于臀部。双腿打开为90度角，程度好的学员也可打开为120度角。如果感觉腿后侧跟腱太紧，可微微屈膝，并在大腿下方垫上抱枕。

（2）呼气放松，身体前屈。高级学员可以俯身向一侧，手臂放松在腿的两侧。如果接近地板感觉不适，可以用抱枕垫在下巴下面。如果感到头部沉重，颈部无法支撑，可以双手撑地。身体僵硬者可适当屈膝，或者将脚内侧平贴在地板上。

（3）放松全身，保持3～5分钟。

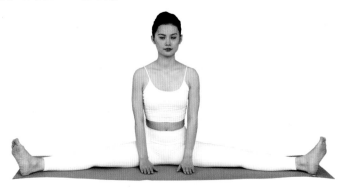

① 使髋部、会阴和大腿后侧的肌肉得到拉伸，刺激经过会阴的脾经和肾经。温和地拉伸膝盖内侧，可刺激经过膝盖内侧的脾经和腿后侧的膀胱经。扭转变体可以刺激沿着上身旁侧的胆经。通过对全身多条经络的刺激，可以增强消化功能，提高新陈代谢的能力，畅通头颈部血液循环，使头脑更加清醒。

② 刺激通过大腿内侧的肾经，以及往下通过背部和大腿后侧的膀胱经。

① 如果膝盖曾有损伤或疾病，可以让双腿靠得近一些，或收紧腿前侧来保护膝盖。

② 腿内侧受伤者慎做此式。

4. 反台式（Table）

（1）坐在垫子上，双腿向前伸直。手掌放在臀部后方垫子上，手指与脚趾方向相同。

（2）弯曲膝盖，分开双脚和髋部同宽。脚掌和脚后跟放在地面上。把身体的压力放在双手和双脚上。

（3）吸气，臀部抬起，小腿、手臂分别和地板垂直，上半身、大腿和地面平行。

（4）保持1分钟，放下臀部。

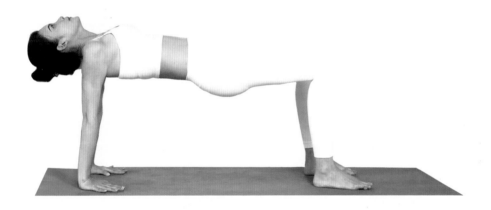

① 阴瑜伽前屈体式的反体式，缓解前屈对腰背的压力。

② 伸展胸椎，开胸，开肩。

③ 伸展躯干前侧。

④ 刺激胃经。

① 双腿分开和髋部同宽，会让这个体式做起来更容易。

② 头不要向后坠。

③ 小腿、手臂分别和地板垂直。

5. 人面狮身式（Sphinx）

（1）吸气，前臂平放在垫子上，慢慢地把头和上身抬离垫子。两条大臂大致与地面垂直。如果感觉这样不舒服，手肘可以再往前移动一些，胸部着地，以减少下背部的压力。

（2）眼睛平视前方。全身放松，保持3～5分钟。（高级学员也可借助抱枕练习。）

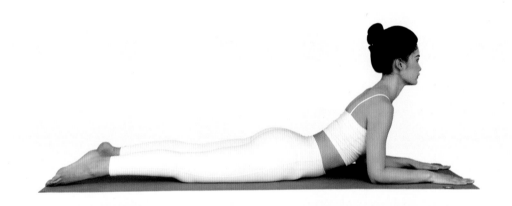

功效：

① 调理脊柱，刺激经过下背部和骶骨的膀胱经和肾经，强化肾脏和肾上腺的功能。使腿前侧得到伸展，可影响到经过腿前侧的胃经和脾经，提升消化功能。使髂腰部位的肌肉得到拉伸，可消除腰部的赘肉。

② 颈部得到伸展，有助于消除颈纹，甲状腺和淋巴可以得到疏通。

③ 刺激通过腰椎关节和与腰椎平行之纵向韧带的肾脏经络，也会刺激肾脏本身。

小贴士：

① 孕妇应避免练习此式。

② 如果学员感到头疼时，应避免练习这个体式。

6. 婴儿式（Child's Pose）

（1）跪坐，臀部坐在脚跟上。双膝并拢，或分开与髋部同宽。初学者可以将膝盖分开到舒适位置。

（2）呼气，上半身前屈，前额着地。若是前额着地时，臀部会抬起而不能坐在脚跟上，可以让前额放在手上或抱枕上，以使颈部舒适。手放在臀部的两侧，掌心向上，也可以使双臂向前伸展来做这个体式。

（3）保持3～5分钟。

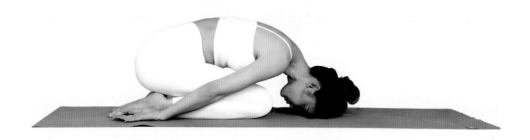

① 用于休息和帮助恢复的体式。有助于伸展脊柱。

② 轻微挤压胃部和胸部可刺激到消化器官和胸部。增强脾脏、胃、肾和膀胱的功能，还可以缓解情感冷漠、忧虑、心理脆弱。头部支撑时，可以缓解背部和颈部疼痛。

① 腹泻或怀孕期间不要做这个体式，刚吃完饭也不要做这个体式。

② 如果膝盖有疾病，需要在大腿与小腿之间垫上毛巾或毯子，或避免这个体式。

③ 可以在脚踝下方垫上毯子或其他物品，减少脚背的不适。

7. 鞍式（Saddle）

（1）弯曲双膝，跪坐在垫子上。

（2）把双脚分开，臀部坐在双脚中间。如果坐在双脚中间有困难，可在臀部下面垫上垫子。

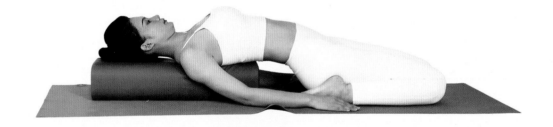

功效：

① 打开髂腰部，能伸展臀部屈肌和四头肌。如果一只脚，或双脚在臀部下方，就变成了一个很好的髋部内旋的体式，有助于减少腹部的赘肉。头顶落地可以伸展颈部，有助于减少颈纹。

② 刺激胃经、脾经、膀胱经和肾经。有助于增强消化系统功能。

③ 刺激通过腰椎关节和与腰椎平行之纵向韧带的肾脏经络，也会刺激肾脏本身。

8. 婴儿式（Child's Pose）

（与第6式相同）

9. 头碰膝式（Janu Sirshasana）

（1）坐姿，双腿向前伸直。

（2）屈右腿，右脚脚掌贴靠左大腿内侧。

（3）从下背部弓背前屈，试着用头触碰左膝。

（4）保持3～5分钟后换另外一侧。

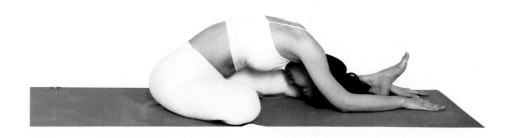

① 放松与伸展下背部。
② 伸直腿的后侧得到被动伸展。
③ 挤压腹腔，帮助消化。
④ 刺激通过背部与大腿后侧的膀胱经。

① 若头碰不到膝盖，可在头部下方垫毛毯或者瑜伽砖。
② 腰椎不好者，腹部下方垫上毛毯再前屈。

10. 毛毛虫式（Caterpillar）

（1）坐在垫子上，两腿向前伸。

（2）呼气，向前屈身，双手放在身体两侧。

（3）保持3~5分钟。

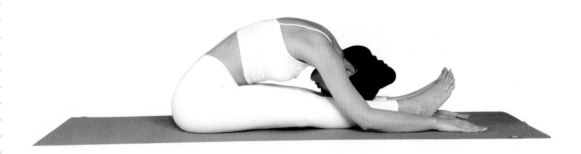

① 使背部的韧带、腿后的肌肉得到拉伸。

② 挤压胃部，有助于提高消化系统的功能。刺激肾脏，辅助治疗性无能并提高性控制力。加强心脏功能。

③ 刺激膀胱经。有助于排出体内的毒素。

④ 刺激通过背部与大腿后侧的膀胱经。

如果感觉吃力，可在胸部下方垫上毯子。如果有坐骨神经痛，可垫上垫子抬高臀部。如果腿后肌肉僵硬，可弯曲双膝，在腘窝下方垫上卷起的毛毯。如果颈部感到紧张，可用手撑起头部，手肘放在腿上或抱枕上。

11. 快乐婴儿式（Happy Baby）

（1）仰卧屈膝，双手握住双腿。双肩有意识地下沉放松，全身也要放松。

（2）保持3～5分钟。

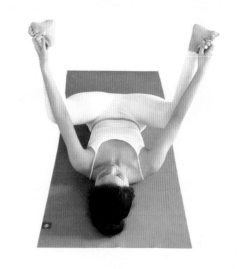

12. 仰卧折叠式（Liying Folded Pose）

仰卧屈膝，双膝靠近胸部，放松下背部。可以前后或者左右轻轻地滚动身体。

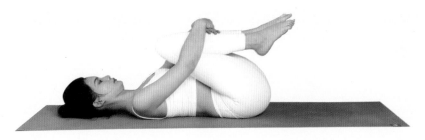

功效：

① 使髋部得到拉伸，骶骨得到放松。

② 大腿内侧的刺激可作用于脾经、肝经和肾经，使膀胱受益。

③ 深度挤压胃脏，提升消化功能。

④ 刺激经过大腿内侧往上流的肾经。

小贴士：

① 女性月经期应避免这个体式。

② 高血压患者要避免这个体式。

13. 仰卧扭转式（Reclining Twist）

（1）仰卧。吸气，双臂向两侧打开。

（2）呼气，屈左膝，右腿搭在右腿上并缓慢放向右侧，保持上半身向右转。

（3）保持3~5分钟。换另外一侧。

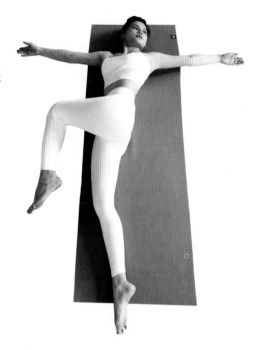

① 可以让紧张的身体系统恢复平衡，并减少脊柱的紧张。弯曲的双膝靠近胸部可以减轻坐骨神经痛的症状。大腿的扭转使膀胱经和胆经得到刺激，可以提升排泄功能。

② 如果手臂高过头部，手臂上的三条经络（心经、肺经和小肠经）会得到有效的刺激。对提升肝脏、脾脏和胰腺的功能有益。

③ 肩关节和肩部的组织，以及胸腔和乳房得到有效锻炼。

④ 刺激脊柱两边的肾脏和膀胱经络，以及大腿内侧和躯干的肾经。

① 如果有肩部问题（如肩胛损伤），手臂可以弯曲或垫上抱枕。

② 如果肩膀离开地面，可在膝盖下面垫上抱枕帮助身体平衡。

③ 如果手臂或手发麻，可以放低一些，让血液流通。

④ 不要用力扭转，要放松，让重力自然起作用。

14. 简易肩倒立（Salamba Sarvangasana Simplify）

（1）贴近墙边坐着，曲双膝，左髋外侧贴墙，双手支撑上身，慢慢向右侧仰躺下来，与墙面垂直，髋部旋转并带动双腿上摆，臀部压向墙面。

（2）双臂可以在体侧自然放松，也可以放在腹部上。可以在头下或下背部下面放个软枕辅助，伸直双腿。保持体式和舒适、深长的呼吸。

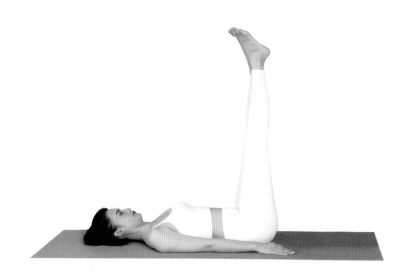

功效：

① 缓解疲乏状态，增加自信，减轻我们的沮丧与忧郁。

② 有助于耳部和眼睛疾患的缓解，减轻紧张和压力引起的头痛和偏头痛，改善失眠。

③ 温和地伸展双腿后部，颈椎后部，缓减后背的疼痛。预防和缓解静脉曲张，美化腿部线条。

④ 刺激流过大腿后侧的膀胱经。

小贴士：

如果大腿后侧肌肉太紧，你可以曲双膝，或者臀部后移，不用贴着墙面。

15. 挺尸式（Savasana）

（1）仰卧。双臂向两侧打开，手臂距离身体约45度左右，掌心向上。闭上双眼，放松全身。平静而自然地呼吸。在这个安静的时刻，意识保持觉醒，关注身体的放松，关注能量的流动。

（2）保持3～5分钟，或者更长的时间。

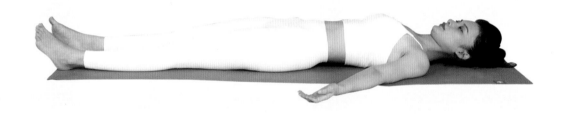

① 挺尸式是缓解紧张、神经衰弱和失眠的一种极好的体式。

② 对于哮喘、糖尿病、消化不良、风湿腰痛和月经不规则等疾病的调理也是有益的。

双腿分开约30度。不要有意将双脚并拢或指向某个方向。

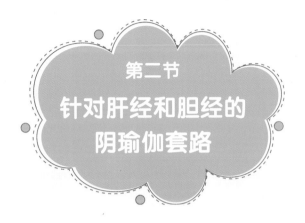

第二节
针对肝经和胆经的
阴瑜伽套路

以冥想开始，依次进入下面的体式。

1. 婴儿式（Child's Pose）

（1）跪坐，臀部坐在脚跟上。双膝并拢，或分开与髋部同宽。初学者可以将膝盖分开到舒适位置。

（2）呼气，上半身前屈，前额着地。若是前额着地时臀部会抬起而不能坐在脚跟上，可以让前额放在手上或抱枕上，以使颈部舒适。手放在臀部的两侧，掌心向上，也可以使双臂向前伸展做这个体式。

（3）保持3～5分钟。

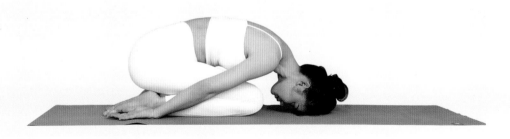

2. 蛙式（Frog）

（1）从婴儿式开始，分开两膝，但臀部不要离开脚后跟，先进入蝌蚪式，保持2分钟。

（2）臀部向上抬起，直到与膝盖在一条直线；双脚相对，进入半蛙式。如果颈部僵硬，可以继续保持额头触地，而不是下巴触地。

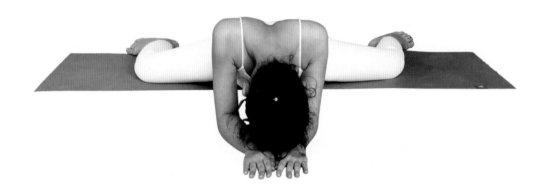

 功效：

① 深度打开髋部，使内收肌得到充分拉伸。

② 腿内侧的压力作用于脾经、肝经和肾经。

③ 可帮助消化，可缓解痛经。

④ 手臂向前伸展时，上身经络得到刺激，可影响到心经、肺经、大肠经和小肠经。

⑤ 蛙式拉动大腿内侧和鼠蹊部的肌肉，疏通肝经。

 小贴士：

① 背部有疾病的人，不适宜做这个体式。

② 如果感觉膝盖压力过大，可在膝盖下方垫上毛毯。

3. 婴儿式（Child's Pose）

（同前，见p091）

4. 鞋带式（Shoelace）

（1）先屈右膝，弯曲右腿放在左腿上，如果可以的话，双膝重叠。如果膝盖不适，可在两膝盖重叠处垫上毛毯，然后屈左膝，把左脚放在右臀部的外侧。

（2）呼气时身体前屈。可以在胸部下方垫上抱枕。双手可以放在体侧或体前，或手臂向后背方向伸展（或者双手在后背部互相抱住另一侧的手肘），也可以把手肘枕在长枕上。如果髋部或膝盖太紧张，上身保持垂直，或用手掌和手臂支撑更多的重量。

（3）如果髋部或膝盖太紧张，可上身保持垂直，或用手掌和手臂支撑更多的重量。保持3~5分钟，然后换另一侧。

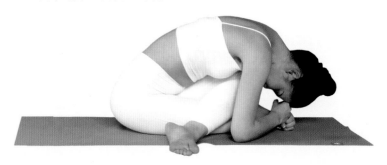

① 极好的开髋体式，上身折叠可减轻下背部压力。
② 刺激肝经、肾经和胆经。如果折叠向前，膀胱经也可受到有效刺激。有助于提升泌尿系统的功能。
③ 给大腿造成压力，刺激经过鼠蹊的肝经，并拉动从臀部和大腿外侧通过的胆经。

① 双臀要稳稳地坐在垫子上，重心不要偏向一侧臀部，或一侧臀部离开垫子。若有以上两种情况，应把下沉一侧的垫子垫高。
② 怀孕三个月后不要前屈。

5. 天鹅式（Swan）

（1）从蝴蝶式进入，先做蝴蝶式（天鹅式也可以从坐姿、下犬式或龙式开始进入）。

（2）把伸直的腿移开，并向后放。如果柔韧性好，可以让前面的小腿与垫子前端平行，将弯曲的膝盖放在身体的侧方，并将前脚移动至胸骨下方。使后腿充分伸展，脚背平铺在垫子上。

（3）保持骨盆在中立的位置。若骨盆向一侧倾斜，可以在弯曲腿一侧的臀部下方垫些支撑物，如折叠的毯子，尽量使上半身伸展。

（4）回到坐姿，做另一侧的蝴蝶式。

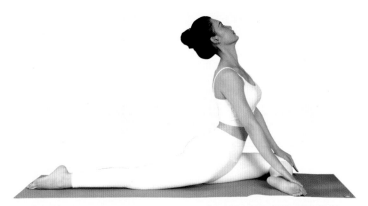

功效：

①打开髋部，让身体的重力自然起作用。当腿向后时，使腿侧四头肌和臀部屈肌得到拉伸。

②刺激经过腿内侧肝经和肾经、后腿前侧的胃经和脾经、腿外侧的胆经和经过下腰部的膀胱经。会让大量血液流经会阴部，从而增强性欲。

小贴士：

①如果膝盖有问题，尤其是半月板有问题，或髋部太紧，膝盖有压力，可以把前脚收回，使其更靠近会阴或压在臀部的下方。

②为了保护前腿膝盖，应保持脚的弯曲。

6. 睡天鹅式（Sleeping Swan）

（1）从鞋带式进入，也可从坐姿、下犬式、龙式进入。

（2）如果从鞋带式进入，要把上面的腿移开，向后放。柔韧性好的人可以让前面的小腿与垫子前端平行，把脚移动至胸骨下方。还可以让前腿的膝盖远离身体，即把膝盖放置在垫子的外面，这样可以更大程度地伸展腿外侧，更多地刺激到腿外侧的胆经。后腿充分伸展，尤其将脚背平铺在垫子上。

（3）对于初学者和柔韧性不太好的学员，可以把前脚收回，放在更靠近会阴的地方或压在同侧臀部下方，更多地刺激腿内侧的肝经和脾经、肾经。保持骨盆的中立位。

（4）保持3~5分钟。回到坐姿，左腿在上的鞋带式。

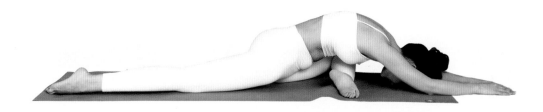

功效：

①一个有效开髋和强烈的肌肉外旋的体式，当腿向后伸展时，加大了腿侧四头肌和臀部屈肌的拉伸。刺激到经过腿内侧肝经和肾经、后腿前侧的胃经和脾经、腿外侧的胆经和经下腰部的膀胱经。可以让大量血液流经会阴区域，从而增强性欲。
②刺激通过身体侧面臀部外侧的胆经，并施压于鼠蹊以滋养肝经。

小贴士：

①为了保护前腿膝盖，要保持脚的弯曲。
②减轻难度的做法：可以做一半的睡天鹅式。
③向一侧倾斜的人可以垫些支撑物，如折叠的毯子，垫在屈腿一侧的臀部下方，使得身体保持在正中。

7. 四方型式（Square）

（1）左膝弯曲，让左小腿与垫子前端平行。

（2）再弯曲右膝，把右小腿放在左小腿上。如果可能的话，让右脚踝与左膝盖互相重叠，让右膝盖与左脚踝互相重叠。可以直立保持，也可以前屈增加难度。

（3）保持3～5分钟，换另外一侧。

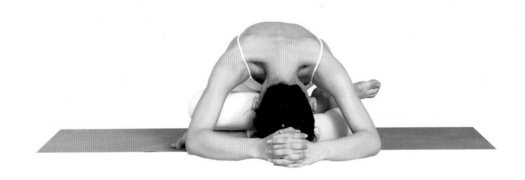

① 打开髋部，前屈时可以减轻下背部的压力。

② 刺激肝经和肾经，如果前屈，则会刺激膀胱经。有助于加强血液循环，提高新陈代谢，排毒养颜。

③ 刺激通过臀部外侧的胆经，以及鼠蹊内部的肝经。

8. 雨刷式（Windshield）

（同前，见p079）

9. 幼龙式（Baby Dragon）

（1）跪姿。随着呼气，右腿向前一大步，右小腿和地板垂直。

（2）左膝继续着地，左脚的脚背贴靠在地板上。双手撑于前胸两侧，指尖向前。

（3）脊柱放松，呈婴儿式的背部。颈椎放松，头部放松，身体放松。

（4）保持2分钟，进入下一个体式。

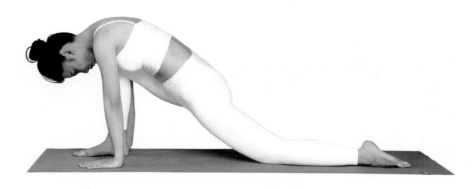

① 深入打开髋关节窝，打开髋部。

② 缓解坐骨神经痛。

③ 有效地拉伸和刺激肾经、肝经、肺经、胃经及脾经。

④ 有效滋养脚踝和下背部。

⑤ 伸展后大腿的前侧。

① 后腿膝盖垫上毛毯，缓解膝盖的压力。

② 骨盆尽量放松和下沉。

③ 前腿的膝盖不要超过前脚的脚尖。

10. 扭转龙式（Twisting Dragon）

（1）在左腿在前的幼龙的基础上，把右手肘放在地板上，左手肘与地面垂直。

（2）右手扶住右膝盖的内侧。轻轻地向右推动右膝内侧，上半身向右扭转。

（3）头随着脊柱向右侧扭转。

（4）保持2分钟，接下一体式。

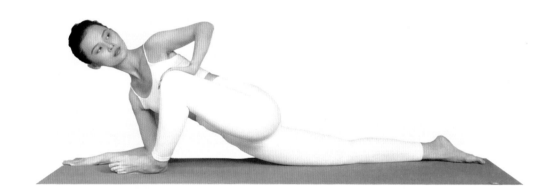

① 扭转胸部，灵活胸椎。
② 刺激身体旁侧的胆经。
③ 挤压按摩腹部，有助于排毒。

① 后腿膝盖垫上毛毯，缓解膝盖的压力。
② 不要过度转头。
③ 前脚内侧的边缘可以抬离地板。

11. 下犬式（Down Dog）

（1）从婴儿式进入，先做婴儿式。

（2）臀部抬起来，大致呈四脚板凳状，但手最好放在肩下稍往前一点点。双手之间的距离，通常是比肩膀稍微宽一些。双脚之间距离一脚宽。

（3）吸气时，脚趾踩地，臀部起来，进入下犬式。五指完全展开，整个手掌铺在垫子上，推向地面，感觉手指尖微微内抠地板。

（4）始终保持膝部轻微弯曲，尤其是初学者。

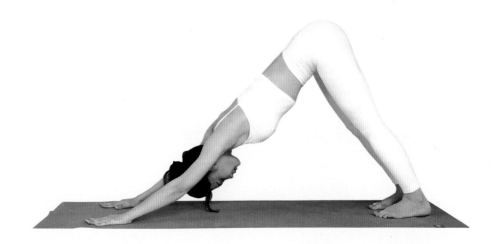

功效：

①缓解背部僵硬，促进血液循环。
②消除疲劳、减慢心率，强化腿部肌肉，加强腿部伸展，减轻肩关节炎的症状。

小贴士：

血压异常或患有眩晕病的人，在练习这个动作时要小心，一旦觉得不舒服，先将双膝跪下，然后臀部坐在脚跟上，同时，额头顶地以大拜式休息，再慢慢蜷起身体。

12. 婴儿式（Child's Pose）

（同前，见 p091）

13. 鹿式（Deer）

（1）坐姿，先向左侧弯曲左膝，把左小腿放在左大腿外侧。再弯曲右膝，让右小腿在身体前侧。可以根据自己身体的情况去调整双腿与躯干的距离。双腿与躯干越近越容易，双腿与躯干越远越难。

（2）保持 1 分钟后，换另外一侧。

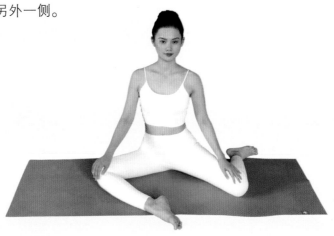

功效：

① 使胯部得到锻炼。改善消化功能并减少胀气。帮助减轻更年期症状。

② 会刺激到胆经、肝经和肾经。有助于高血压和哮喘病的治疗。怀孕期间这个体式可以减少腿部肿胀（直到第六个月结束）。

小贴士：

髋部向内旋转会让身体趋向另一侧，为了让体侧和后腿更好地伸展，可以向另一侧扭转躯干，尽量接触后方脚趾，或手肘撑地，并将头部趋向地面。

14. 半鞋带式（Half Shoelace）

（1）坐姿。若身体僵硬，可在臀部下方垫上垫子。如果有坐骨神经痛之类的疾病，要垫高垫子，使膝盖低于臀部。

（2）将弯曲的右腿放在左腿上，如果可以的话，双膝互相重叠。

（3）呼气，身体前屈。可以在胸部下方垫上抱枕。双手可以放在体侧或体前，也可向后背方向伸展或把手肘枕在长枕上。

（4）保持3～5分钟，然后换另一侧。

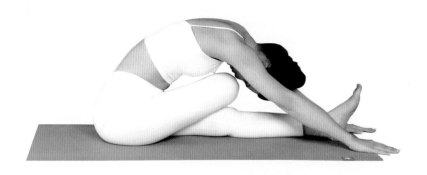

①极好的开髋体式，可以有效减轻下背部的压力。

②可以刺激肝经和肾经，因为这些经络经过大腿内侧，同时也能刺激腿外侧的胆经。如果折叠向前，膀胱经会受到刺激，胃部可以得到挤压与按摩，提升消化能力。

③通过屈膝滋润腿臀部外侧的胆经，同时伸长的腿也可强化膀胱经。

①孕妇在怀孕三个月后不要做前屈动作。

②如果膝盖不适，可双腿交叉坐立，折叠上身向前，或在两膝盖重叠处垫上毛毯。

③如果髋部或膝盖感觉太紧张，可以让上身保持垂直，或用手臂支撑更多的重量。

15. 半鞋带侧弯式（Half Shoelace Bending To Side）

（1）在右腿在上的半鞋带式基础上，上半身向左侧弯曲，左手肘支撑地面。

（2）右臂高举过手，引领躯干进一步往左侧弯曲。

（3）保持3~5分钟后，换另外一侧。

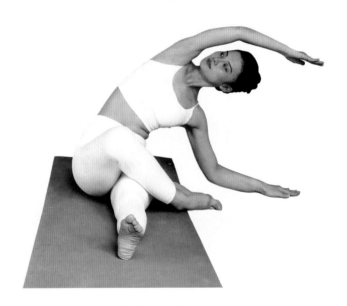

① 伸展躯干旁侧，刺激胆经。

② 减少腰两侧的赘肉。

③ 灵活胸椎。

④ 刺激手臂内侧的手三阴：肺经、心
包经和心经。

⑤ 伸展上面大腿外侧的肌肉。

上半身往左侧弯曲时，注意右
臀不能抬离地面上。另外一侧
也一样。

做这个体式有困难者，手肘下
方可以垫抱枕。

16. 坐姿扭转式（Sitting Twist）

（1）简易坐。吸气双臂侧平举，呼气上半身向右扭转。

（2）右手放在臀后支撑身体，左手放在右膝盖上。

（3）脊柱扭转的同时，头也跟着同步扭转。

（4）保持3～5分钟之后，换另外一侧。

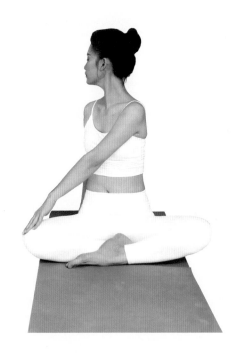

① 扭转胸部，灵活胸椎。

② 挤压按摩腹腔，利于排毒。

③ 刺激通过臀部侧边的胆经，以
及通过鼠蹊部的肝经。

① 双肩要等高。

② 后手可以放在一块瑜伽砖上支撑身体。

17. 仰卧蝴蝶式（Reclining Butterfly）

（1）在坐着的蝴蝶式的基础之上，上半身慢慢地躺下来。

（2）双脚掌内侧自然分开，双膝下沉，双手放在躯干两侧。

（3）放松，保持3～5分钟。

① 很好的开髋体式。

② 伸展大腿内侧，刺激足三阴：脾经、肝经和肾经。

③ 伸展大腿外侧，刺激胆经。

④ 有利于孕妇生产。

⑤ 对生殖系统和泌尿系统有益。

① 上半身躺在抱枕上会更舒服。

② 脚跟离会阴近，更多地伸展大腿内侧；脚跟离会阴远，更多地伸展大腿外侧。

18. 针眼式（Needle-eye）

放松仰躺，立起膝盖，与肩同宽，双手放在身体两侧。视线向斜上方。抬起左脚，并将左小腿放在右大腿上。双手环抱右小腿，靠近腹部，上身放松，肩胛骨沉向腰线。保持3～5分钟后，换另一侧。

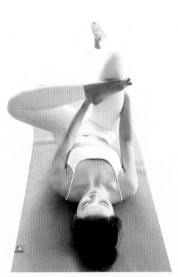

舒适地伸展臀部的肌肉（臀大肌、梨状肌）。还能缓解腰部的僵硬。

19. 猫拉尾式（Cat Pulling It's Tail）

（1）先左侧卧，左手肘支撑地面，上面的右腿向前伸展，加大两条大腿之间的夹角。

（2）屈左膝，右手握住左脚的脚踝。适当地后弯。

（3）保持1～2分钟，然后上半身可慢慢地向右侧倒下，做成后弯加扭转的动作。

（4）保持3～5分钟，换另一侧。

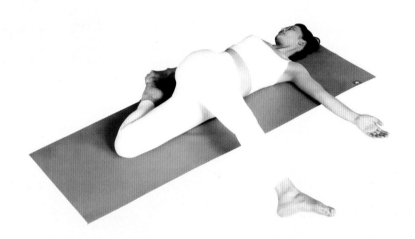

① 强烈前屈体式的反体式（例如蜗牛式）。
② 刺激到胃经、脾经（如果大腿前侧受到拉伸）和膀胱经、肾经（当背部前拱和扭转时），减小下背部的压力。伸展四头肌和大腿前侧。有助于增强消化系统、泌尿系统的功能。

若右肩落不到地板上，可以用毯子垫在右肩下面。如果可以，再把脚拉伸，远离臀部。

20. 仰卧扭转式（Reclining Twist）

（1）仰卧。吸气，双臂向两侧打开。

（2）呼气，屈左膝，左腿搭在右腿上并缓慢放向右侧，保持上半身向左转。

（3）保持3~5分钟，换另外一侧。

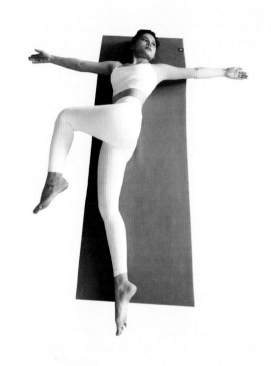

 功效：

① 可以让紧张的身体系统恢复平衡，并减少脊柱的紧张。弯曲的双膝靠近胸部可以减轻坐骨神经痛的症状。大腿的扭转使膀胱经和胆经得到刺激，可以提升排泄功能。

② 如果手臂高过头部，手臂上的三条经络（心经、肺经和小肠经）会得到有效地刺激。对提升肝脏、脾脏和胰腺的功能有益。

③ 肩关节和肩部的组织，以及胸腔和乳房得到有效锻炼。

④ 刺激脊柱两边的肾脏和膀胱经，以及大腿内侧和躯干的肾经。

 小贴士：

① 如果有肩部问题（如肩胛损伤），手臂可以弯曲或垫上抱枕。

② 如果肩膀离开地面，可在膝盖下垫上抱枕帮助身体平衡。

③ 如果手臂或手发麻，可以放低一些，让血液流通。

④ 不要用力扭转，要放松，让重力自然起作用。

21. 挺尸式（Savasana）

（1）仰卧。双臂向两侧打开，手臂与身体呈45度左右，掌心向上。闭上双眼，放松全身。平静而自然地呼吸。在这个安静的时刻，意识保持觉醒，关注身体的放松，关注能量的流动。

（2）保持3～5分钟，或者更长的时间。

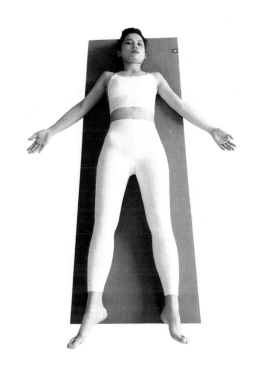

①挺尸式是缓解紧张、神经衰弱和失眠的一种极好的体式。

②对于哮喘、糖尿病、消化不良、风湿腰痛和月经不规则等疾病也是有益的。

双腿分开约30度。不要有意将双脚并拢或指向某个方向。

第三节
针对脾经和胃经的
阴瑜伽套路

以冥想开始，依次进入下面的体式。

1. 跪姿 (Sitting On The Knees)

跪坐，双手合十在胸前，微闭双眼，向内在那股原始的阳性力量致敬，愿它能给予我们温暖、光明、希望和勇气。保持3 ~ 5个呼吸。

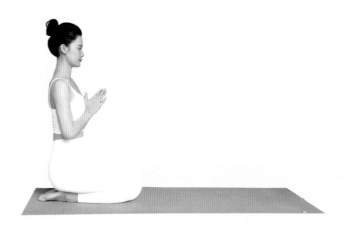

2. 婴儿式（Child's Pose）

（1）跪坐，臀部坐在脚跟上。双膝并拢，或分开与髋部同宽。初学者可以将膝盖分开到舒适位置。

（2）呼气，上半身前屈，前额着地。若是前额着地时，臀部会抬起而不能坐在脚跟上，可以让前额放在手上或抱枕上，以使颈部舒适。手放在臀部的两侧，掌心向上，也可以使双臂向前伸展来做这个体式。

（3）保持3～5分钟。

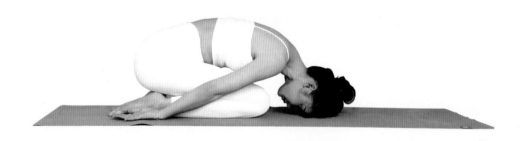

① 用于休息和帮助恢复的体式。有助于伸展脊柱。

② 轻微挤压胃部和胸部可刺激到消化器官和胸部。增强脾脏、胃、肾和膀胱的功能，还可以缓解情感冷漠、忧虑、心理脆弱。头部支撑时，可以缓解背部和颈部疼痛。

① 腹泻或怀孕期间不要做这个体式，刚吃完饭也不要做这个体式。

② 如果膝盖有疾病，需要在大腿与小腿之间垫上毛巾或毯子，或避免这个体式。

③ 可以在脚踝下方垫上毯子或其他物品，减少脚背的不适。

3. 扭转蛙式（Twisting Frog）

（1）跪姿。双膝尽量分开，两个大脚趾轻轻相触，臀部坐在脚后跟上，进入蝌蚪式，保持1分钟。

（2）臀部慢慢抬起，双脚彼此远离至两侧的大腿与小腿大约互相垂直，上半身俯卧，双手肘放在地板上，进入蛙式，保持1分钟。

（3）上半身慢慢向右侧扭转，可以把右臂放在身后，保持1分钟。

（4）换左侧保持1分钟，然后再回到蛙式，保持1分钟。

（5）退出这个体式，进入婴儿式，保持1分钟。

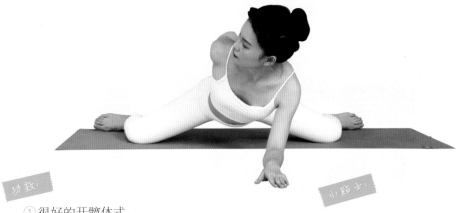

功效：

① 很好的开髋体式。
② 伸展大腿内侧，刺激脾经、肝经和肾经。
③ 扭转时灵活胸椎。
④ 扭转时挤压按摩腹部，帮助消化。

小贴士：

① 保持前屈时不要塌腰。
② 手肘下可以放抱枕支撑。

4. 婴儿式（Child's Pose）

（体式与第2式相同）

5. 蜻蜓式（Dragonfly）

（1）坐姿。身体僵硬者可在臀部下方垫上垫子。如果有坐骨神经痛，可垫高垫子，使膝盖低于臀部。双腿打开为90度角，视身体情况也可打开为120度角。如果感觉腿后侧跟腱太紧，可微微屈膝，并在大腿下方垫上抱枕。

（2）呼气放松，身体前屈。高级学员可以俯身向一侧，手臂放松在腿的两侧。如果接近地板感觉不适，可以用抱枕垫在下巴下面。如果感到头部沉重，颈部无法支撑，可以用双手撑地。身体僵硬者可适当屈膝，或者将脚内侧平贴在地板上。

（3）放松全身，保持3～5分钟。

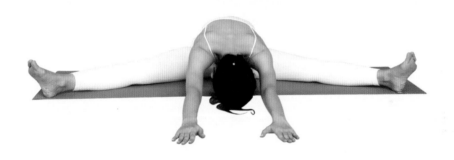

① 使髋部、会阴和大腿后侧的肌肉得到拉伸，刺激经过会阴的脾经和肾经。温和地拉伸膝盖内侧，可刺激经过膝盖内侧的脾经和腿后侧的膀胱经。扭转变体可以刺激沿着上身旁侧的胆经。对全身多条经络的刺激，可以增强消化功能，提高新陈代谢的能力，畅通头颈部分血液循环，使头脑更加清醒。
② 刺激通过大腿内侧的肾经，以及往下通过背部和大腿后侧的膀胱经。

① 如果膝盖曾有损伤或疾病，可以让双腿靠近一些，或收紧腿前侧来保护膝盖。
② 腿内侧受伤者慎做此式。

6. 半鞍式（Half Saddle）变体（前屈、侧弯、扭转）

半鞍式前屈

（1）坐姿，双腿向前伸展。

（2）弯曲右腿向后呈半英雄式，然后让两条大腿彼此远离。

（3）上半身前屈，进入半鞍式的前屈式。

（4）保持3分钟，进入半鞍式的下一个变体。

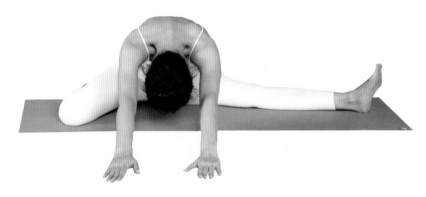

半鞍式侧弯

（1）在半鞍式前屈的基础上，上半身立直，随着呼气，上半身向伸直腿的那一侧侧弯，进入半鞍式的侧屈变体。

（2）保持3分钟，进入半鞍式的下一个变体。

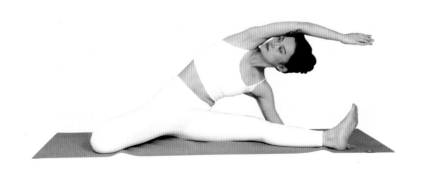

半鞍式扭转

（1）在半鞍式的侧屈变体的基础上，上半身立直，随着呼气，上半身向右侧扭转。右手放在臀后，左手放在右膝盖上。

（2）保持3分钟，换腿做另外一侧。

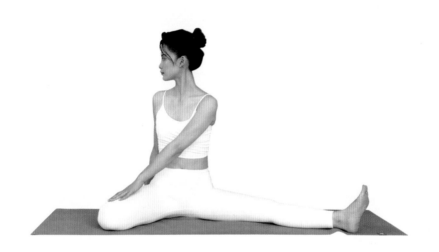

① 伸展伸直腿的后侧和屈膝腿的前侧。

② 前屈刺激膀胱经。

③ 侧弯与扭转的变体刺激胆经。

④ 侧弯与扭转的变体伸展胸部，灵活胸椎。

⑤ 屈膝，腿前侧的胃经也得到刺激。

① 前屈困难的话，用抱枕支撑。

② 扭转时双肩要等高。

③ 侧弯时更多集中在胸椎而不是腰椎。

7. 右侧幼龙式（Baby Dragon)

（1）跪姿。随着呼气，右腿向前迈一大步，右小腿和地板垂直。

（2）左膝继续着地，左脚的脚背贴靠在地板上。

（3）双手撑于前胸两侧，指尖向前。

（4）脊柱放松，呈婴儿式的背部。

（5）颈椎放松，头部放松，身体放松。

（6）保持1分钟，进入下一个体式。

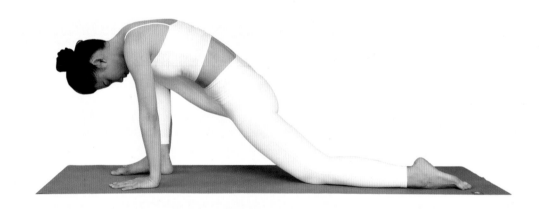

8. 右侧跨步龙式（Over Stepping Dragon）

幼龙保持1分钟之后，让前腿膝盖最大程度地向前，或后脚跟向后滑动，直到脚跟刚要抬离地面，进入大跨步龙式。保持1分钟。

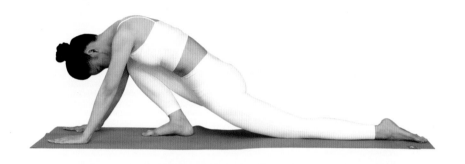

9. 右侧高飞龙式（Dragon Flying High）

把手臂放在前侧大腿上，并挺起胸膛。使前大腿和前腿脚趾朝一个方向，前腿脚趾和后腿脚趾成一斜线，使脚得到伸展并保护脚踝。保持1分钟。

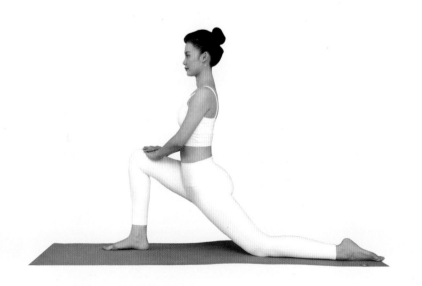

10. 右侧低飞龙式（Dragon Flying Low）

双手放在前脚内侧，双手向前挪动，放低髋部。手肘可以落地，或落在垫子（或瑜伽砖）上。保持1分钟。

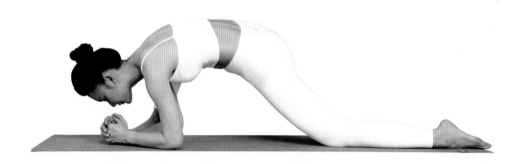

① 深入打开髋关节窝，打开髋部。

② 缓解坐骨神经痛。

③ 有效地拉伸和刺激到肾经、肝经、肺经、胃经及脾经。

④ 有效地滋养脚踝和下背部。

⑤ 伸展后大腿的前侧。

11. 下犬式（Down Dog）

（1）吸气时，脚趾踩地，臀部起来，进入下犬式。五指完全展开，整个手掌铺在垫子上，推向地面，感觉手指尖微微内抠地板。

（2）始终保持膝部轻微弯曲，尤其是初学者。

（3）保持1分钟。

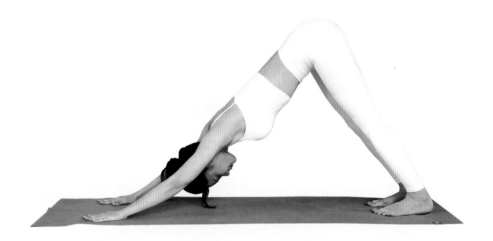

12. 婴儿式（Child's Pose）

（体式与第2式相同）

13. 脚踝伸展式（Ankle Strech）

（1）屈双膝，臀部坐于两脚跟上，呈金刚坐姿坐好。

（2）双手至体侧撑地，吸气，抬起双膝离开垫面。

（3）双手摊放在双膝上，腰背挺直，目视前方。

（4）保持1分钟。呼气，双手体前撑地，双膝落于垫子上。

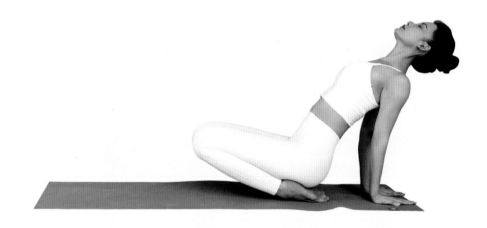

① 有效伸展脚踝。

② 刺激到经过脚踝的胃经、脾经、肝经和胆经。

③ 灵活踝关节，增强踝关节的承受能力。

① 臀部尽量坐于两脚心上。

② 若感觉困难，可将双手放在体侧撑地。

③ 结束时快速拍打脚背放松，抬起双小腿，轻轻旋转脚踝放松。

14. 左侧幼龙式（Baby Dragon）

（与第7式右侧幼龙式要点相同，换另一侧）

15. 左侧跨步龙式（Over Stepping Dragon）

（与第8式右侧跨步龙式要点相同，换另一侧）

16. 左侧高飞龙式（Dragon Flying High）

把手臂放在前侧大腿上，并提升胸部。使前大腿和前腿脚趾朝一个方向，前腿脚趾和后腿脚趾成一斜线，使脚得到伸展并保护脚踝。

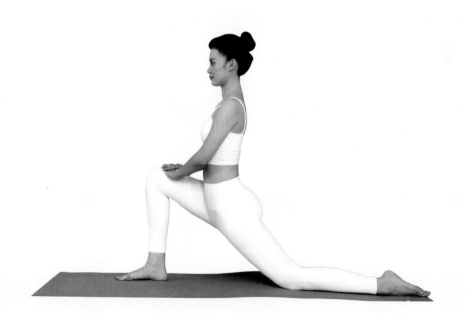

17. 左侧低飞龙（Dragon Flying Low）

双手放在前脚内侧，双手向前挪动，放低髋部。手肘可以落地，也可以落在垫子（或瑜伽砖）上。

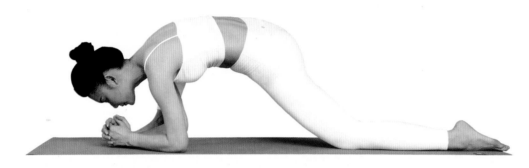

18. 下犬式（Down Dog）

（1）吸气时，脚趾踩地，臀部起来，进入下犬式。五指完全展开，整个手掌铺在垫子上，推向地面，感觉手指尖微微内抠地板。

（2）始终保持膝部轻微弯曲，尤其是初学者。

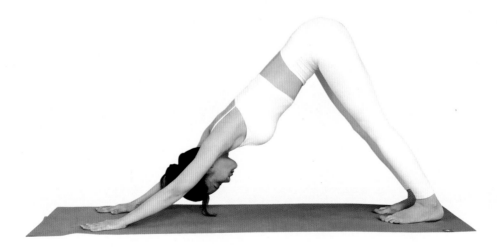

19. 婴儿式（Child's Pose）

（体式与第2式相同）

20. 脚踝伸展式（Ankle Stretch）

（1）屈双膝，臀部坐于两脚跟上，呈金刚坐姿。

（2）双手至体侧撑地，吸气，抬起双膝离开垫面。

（3）双手摊放在双膝上，挺直腰背，目视前方。

（4）保持1分钟。呼气，双手体前撑地，双膝落于垫子上。

（5）快速拍打脚背放松，抬起双小腿，轻轻旋转脚踝放松。

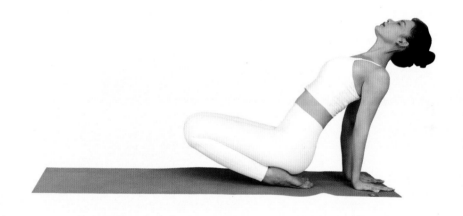

① 有效地伸展脚踝。

② 刺激到经过脚踝的胃经、脾经、肝经和胆经。

③ 灵活踝关节，增强踝关节的承受能力。

① 臀部尽量坐于两脚心上。

② 如感觉困难，可将双手置于体侧撑地。

21. 半桥式（Half Bridge）（砖支撑）

（1）平躺在地面上，双腿弯曲，双脚踩在地面上，两只脚打开一肩宽，手心向下扶住地面。

（2）摆好姿势后，臀部收紧，臀部离开地面，尽量向上抬起，同时用一块瑜伽砖放在骶骨下方。

（3）放松，保持3～5分钟。

（4）结束时，抬高臀部，移开瑜伽砖，放下臀部，伸展腿。

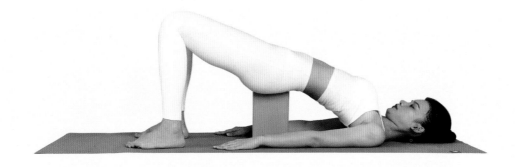

功效：

① 刺激到腿部内侧的肝、肾两经。

② 刺激身体前侧的胃经。

③ 伸展胸部，灵活胸椎。

④ 不论男女都可以通过这个体式来提升生殖系统的功能，改善生活质量，促进夫妻感情。

小贴士：

一块瑜伽砖有三个高度，选择适合自己的高度。

22. 仰卧扭转式（Reclining Twist）

（1）仰卧。吸气，双臂向两侧打开。

（2）呼气，屈左膝，左腿搭在右腿上并缓慢放向右侧，保持上半身向左转。

（3）保持3~5分钟，换另一侧。

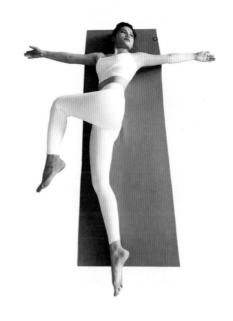

23. 挺尸式（Savasana）

（1）仰卧。双臂向两侧打开，手臂与身体呈45度左右，掌心向上。闭上双眼，放松全身。平静而自然地呼吸。在这个安静的时刻，意识保持觉醒，关注身体的放松，关注能量的流动。

（2）保持3~5分钟，或者更长的时间。

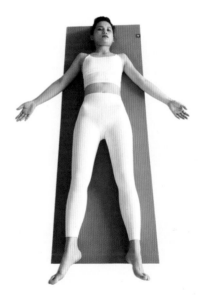

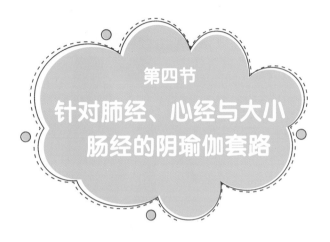

第四节
针对肺经、心经与大小肠经的阴瑜伽套路

以冥想开始，依次进入下面的体式。

1. 蝴蝶式（Butterfly）

（1）呼气时，身体前屈，背部拱起，头向下移靠近脚后跟。如果颈部疲劳，可将手肘放于膝盖或大腿上，用双手支撑头部。或在上身下方垫毯子或是抱枕，双臂向前伸展或放在体侧，也可以用双手握住双脚。

（2）放松全身，保持3～5分钟。如果可以，尽量保持更长的时间。

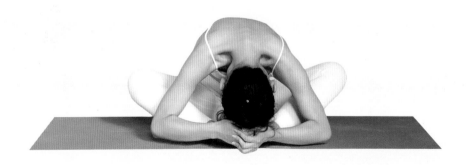

2. 侧蜻蜓式（Lateral Dragonfly）

（1）两腿向两侧打开，进入蜻蜓式。

（2）吸气两臂侧平举，呼气上半身向右侧弯。左臂贴近左耳，右臂落在右腿后支撑地面。

（3）扭转头部，眼睛看向天花板方向。

（4）通过放松将上半身下沉，尽量贴近右腿。在此维持3～5分钟。

（5）吸气，左臂带动身体缓缓直立，呼气左臂自体侧落下，回正。

（6）再做另外一侧。

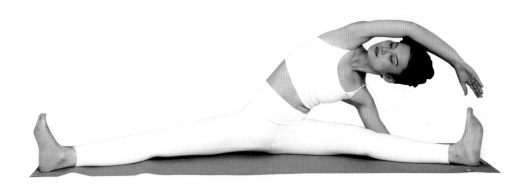

①拉伸侧腰，刺激侧腰的胆经和肝经。

②帮助体内排除毒素，消除侧腰多余的脂肪，促进腋下的淋巴循环，预防和乳房相关的疾病。

③拉伸腿部内侧及后侧的韧带。

④预防蜂窝组织炎。刺激甲状腺和副甲状腺。

往哪边侧弯，可以放一个抱枕垫在那一侧的腿上，这样会轻松不少。

3. 人面狮身式（Sphnix）

吸气，前臂平放在地上，慢慢地把头和上身抬离地面。两条大臂大致与地面垂直。如果感觉这样不舒服，手肘可以再往前移动一些，胸部着地，以减少下背部的压力。

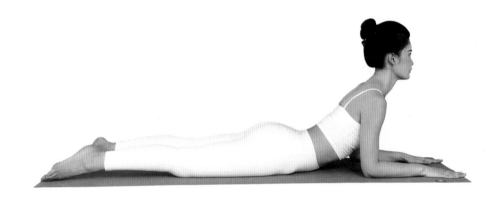

4. 婴儿式（Child's Pose）

（1）呼气，上半身前屈，前额着地。若前额着地臀部会抬起而不能坐在脚跟上，可以让前额放在手上或抱枕上，可使颈部舒适。手放在臀部的两侧，掌心向上。也可以使双臂向前伸展来做这个体式。

（2）保持3～5分钟。

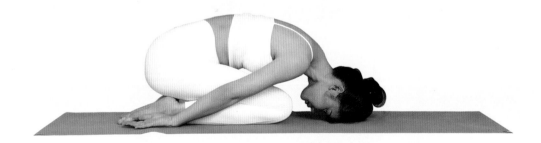

5. 海豹式（Seal）

（1）吸气，上半身抬起，手臂向前伸展。若感到下背部有强烈的压力，可以让两手分开一些。

（2）海豹式是人面狮身式的变体，是它的加强版。

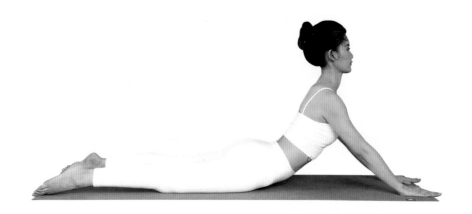

 功效：

① 锻炼手臂关节、心脏和颈部肌肉，塑造优雅美颈。

② 刺激腹部、盆腔器官，有助于消余腹部脂肪，打造平坦美腹。

③ 拉伸背部肌肉群，消除背痛，治疗脊椎疾病，改善脊椎轻微移位。

小贴士：

① 如果腰部不适，可以在练习时将双脚左右稍稍分开，适当减小头部后仰的幅度，一切以舒适伸展为准。

② 若出现腰背疼痛，立刻停止后仰。

6. 婴儿式（Child's Pose）

（体式与第4式相同）

7. 融心式（Anahata）

（1）先做四脚板凳式（向后屈膝），然后，手慢慢往前移，上半身轻轻下压，胸部靠近地面。如果肩膀疼痛阻碍了上臂向头顶方向伸展，可以将两臂分开得更宽些。柔韧性好的人可以将下巴放在地板上，眼望上方。

（2）保持3～5分钟后，可以把身体向前移动，直接俯卧下来。

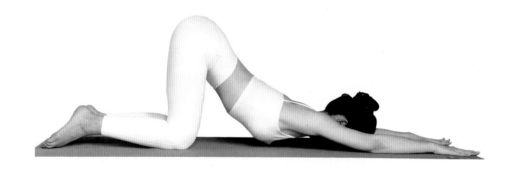

① 舒缓背部僵硬和紧张感，消除背部多余的脂肪。
② 纠正不良体态，美化背部线条。
③ 促进面部的血液循环，紧致颈部、面部肌肤。
④ 身体前侧充分伸展，利用重心的移动和地心引力来刺激横膈膜，可增强呼吸系统功能。
⑤ 打开胸腔，开肩，刺激肩胛骨上的肌肉群。
⑥ 打开腋窝，促进淋巴系统排毒。

① 颈椎不好的学员把头转向一侧，保持一半时间后换另外一侧。
② 腰椎不好的学员可以在胸部下方垫抱枕。

8. 毛毛虫式（Caterpillar）

（1）呼气，向前屈身，双手放在身体两侧。

（2）保持3~5分钟。

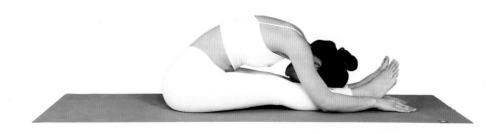

9. 牛面式（Gomukhasana）

（1）**坐姿**。跪在地上，腿脚向后，双手撑地。右腿放于左腿前，双腿交叉，两大腿相互碰触。坐在两脚后跟之间，双小腿和双脚分开。让背部保持垂直。稍微把右大腿往里放，让双腿离臀部越近越好，这样可以将腿收得更紧。牛面式因为模仿"牛头"而得名，此式有扩张肺部、促进肺功能、改善体态的作用。在练习时应该把注意力放在双腿的挤压感和胸部的扩张感上。

（2）**坐姿的其他选择**。坐在垫子上，慢慢习惯这个姿势。双腿并拢放在身体下方，然后坐在腿上，以舒适为度。将双手放到颈后，双手的手指相互扣住，手肘指向两侧，温柔地把手臂向外拉，感觉胸前的压力。深呼吸，扩胸。保持这个姿势一个呼吸的时间。

（3）**手臂的姿势**。由以下的准备性练习开始。放下右臂，手肘弯曲,然后抬起左前臂，把手放到背后，手指或手掌在背后相互扣住。无论是哪种情况，都要确保手和脊椎呈一条直线，而且放在肩胛骨之间。紧紧扣住双手，让手和躯干保持对称，眼睛向前看。保持这个姿势10个呼吸的时间。如果要从这个姿势恢复原状，先缓慢地松开双手，反向练习这个姿势，然后换另一边重复这个动作。双腿交叉时左腿在前，抬起你的右臂。

（4）**准备性动作**。手臂练习。抬起左手肘，把左手放置背后，手的位置在颈背以下，肩胛骨之间。用右手抓住左手肘，帮助它更好地伸展。再将左手肘放到脑后，让头与地保持垂直。可以使用绳子。抓住一条绳子，让绳子沿着脊椎骨坠下。右手也抓住绳子，然后不停地把绳子往下拉，让两只手越靠越近。保持这个姿势10个呼吸的时间，再换到右手重复这个动作。

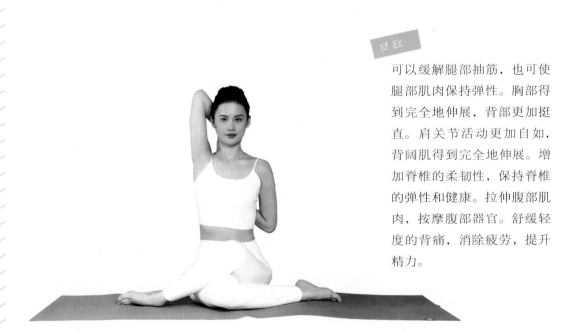

功效

可以缓解腿部抽筋，也可使腿部肌肉保持弹性。胸部得到完全地伸展，背部更加挺直。肩关节活动更加自如，背阔肌得到完全地伸展。增加脊椎的柔韧性，保持脊椎的弹性和健康。拉伸腹部肌肉，按摩腹部器官。舒缓轻度的背痛，消除疲劳，提升精力。

10. 骆驼式（Camel）

（1）先准备一个抱枕和两块瑜伽砖，放在体侧备用。

（2）跪在地上，两腿与双脚略分开。脚趾指向后方。

（3）将抱枕放在小腿上，臀部坐在抱枕上，轻轻将脊柱向后弯曲，伸展大腿的肌肉。

（4）然后，在呼气的同时，把双掌放在两块瑜伽砖之上。

（5）头微微向后仰，用双掌压住两脚底。

（6）放松保持1～3分钟。退出后进入婴儿式。

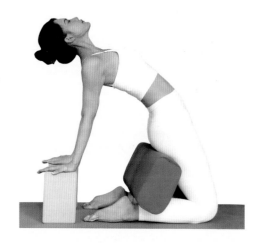

功效：

① 扩展胸部，舒缓背痛及肩痛问题。
② 伸展脊椎和肩膀，增加柔软度。
③ 消除呼吸道不适。
④ 舒松脊柱，改善体态。
⑤ 伸展腹部器官，消除便秘。
⑥ 刺激脊神经，对所有的内脏器官都有益处。

小贴士：

① 这个动作也可以背对墙来完成，把头轻轻地依在墙上。
② 如果单侧一块瑜伽砖的高度不够，可以再加一块，共四块瑜伽砖。

11. 婴儿式（Child's Pose）

（体式与第126页第4式相同）

12. 蜗牛式（Snail）

（1）吸气，抬起双小腿与地面垂直，呼气，利用双臂腹肌的力量，向上翻转身体，脚尖着地。

（2）屈双肘，肘尖点地，双手托腰，向上推送臀部，使背部与地面垂直，在此保持3分钟。

（3）臀部肌肉收紧，腿部放松。此时会感到呼吸不太顺畅，要尽量调整好，保持顺畅的呼吸。

（4）松开双手，置于体后两侧，掌心向下，吸气，背部慢慢放平，双腿与地面垂直，呼气，有控制地将双腿落于垫子上，全身放松。

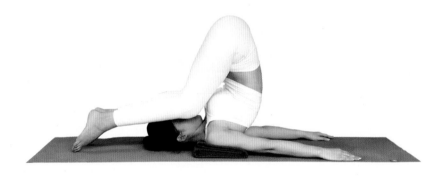

功效：

有效拉伸整条脊柱，最大程度地放松整条脊椎，挤压按摩腹腔内的内脏器官，促进髋关节和盆腔区域的血液循环。挤压甲状腺和副甲状腺。

小贴士：

这个体式会给颈部带来很大压力，如果有任何颈部问题，要避免这个体式，因为这是一个倒转的体式。高血压病、传染病、眩晕、青光眼患者、感冒、怀孕或处于生理期的女性不宜做此体式，刚吃完饭也不要做这个体式。

13. 简易鱼式（Fish Pose）

（1）仰卧，两腿伸直并拢平放在垫子上。将两手臂伸直贴近身体两侧，然后将下巴靠近锁骨并使后脑勺离开地面，眼睛看自己的脚趾。此时用两肘撑地使背部离地，然后抬高下巴，让头部后仰并让头顶靠地。

（2）保持两手及肘关节靠近身体并紧贴地面。上半身呈反弓型。头顶靠地，脸部朝后，挺起胸部，两肩打开向两侧，肩胛骨夹紧。

（3）保持此姿势，用鼻子做缓慢的深呼吸，停留15～30秒，慢慢放平身体，回到最初的仰卧姿势，然后弯曲两膝抬至胸前，并用手臂抱紧，使脊椎恢复到自然状态。

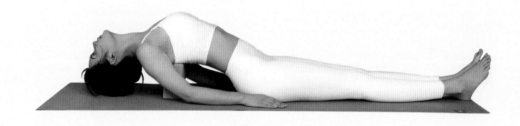

① 帮助伸展腹部，因此对便秘有极大的帮助。同样地，这对缓解经痛也有效，因为这个体式会刺激该部位的肌肉。

② 如患有任何疾病，这个体式将提供给你能量并帮助你消除疲惫。

14. 仰卧扭转式（Reclining Twist）

（1）仰卧。吸气，双臂向两侧打开。

（2）呼气，屈左膝，左腿搭在右腿上并缓慢放向右侧，保持上半身向左转。

（3）保持3～5分钟，换另外一侧。

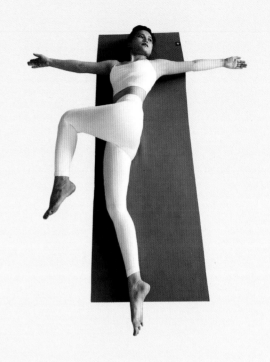

15. 仰卧折叠式（Folded Pose）

仰卧屈膝，双膝靠近胸部，放松下背部。可以前后或者左右轻轻地滚动身体。

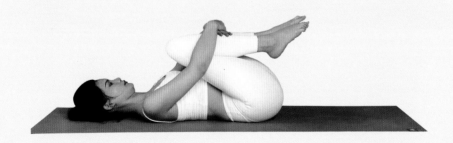

16. 挺尸式（Savasana）

（体式与第107页第21式相同）

第五章

两个针对练习

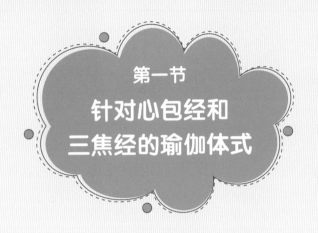

1. 针对心包经的瑜伽体式

下犬式是很好地刺激心包经的瑜伽体式。下犬式可从趴在地面上开始。双手放在胸部两侧，比肩膀略宽。该体式还能美化肩部，拉长大腿。

功法：

（1）跪坐于地板，雷电坐，重心前移手扶地板。

（2）将双脚勾起，身体下放，腹部靠向大腿，手臂向前伸展，十指充分张开压向地板。

（3）吸气，腿部发力，脚蹬地板，向上抬高臀部。

（4）呼气，落脚跟向下，双脚分开与髋关节同宽，脚趾和手指充分张开压向地板，将重心移到双脚之上（如果大腿后侧伸拉感非常强烈，可向前迈一步再稍屈膝）。

（5）小腿肌肉收紧，大腿前侧肌肉收紧，向上锁住髌骨，同时大腿后侧肌肉绷紧。

（6）坐骨充分向上向后提拉，坐骨尾骨指向天的方向，腰后侧肌肉收紧。保持背部放平，脊柱向头顶百会穴的方向伸展。

（7）双肩下压，肩胛骨外展的同时向臀部的方向收紧。颈部放松，头部自然下垂，手臂收紧内旋，手掌外侧下压，肘眼相对，防止关节超伸。

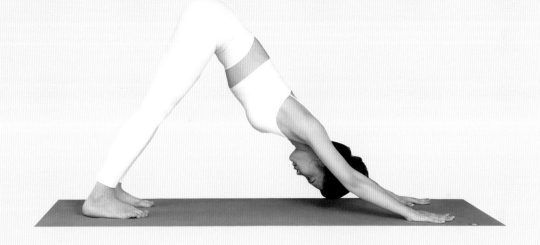

可以锻炼手臂和腿部的韧带；锻炼腰背的肌肉，强化背部力量，矫正驼背等不良体态，美化全身线条。为脊柱注入活力；刺激心包经。改善消化系统的功能，缓解失眠、生理期和更年期不适及下背部疼痛，增强手臂、腿部、躯干的力量，伸展手掌、胸部、背部、腘绳肌腱、小腿和双脚，使全身充满力量。

2. 针对三焦经的瑜伽体式

摩天式是刺激三焦经的瑜伽体式之一。摩天式是印度传统瑜伽中的经典体式之一，也是清洁肠道技术（洁肠术）中的重要体式之一。摩天式瑜伽可以有效消除由于脊神经失调所引起的各种疾病；能缓解腰椎间盘所承受的过度压力，缓解腰椎间盘突出症所引起的疼痛，缓解坐骨神经痛；调整消化系统的功能，消除消化不良和便秘；还能减缓肩周炎，消减肩部、上臂以及腹部的多余脂肪。

功法：

（1）挺身直立，双脚分开与肩同宽，脚趾指向正前方。

（2）一边吸气，一边将双手从体侧向上伸展，直至双手掌在头顶交握。

（3）继续吸气，一边伸展脊柱，一边慢慢踮起脚跟，重心前移，收紧腹部、背部、腿部肌肉，最后让脚趾支撑住身体。保持6个深长的呼吸。

（4）一边呼气，一边重心后移，落下脚跟。同时，放下手臂，还原直立。

（5）重复6遍。

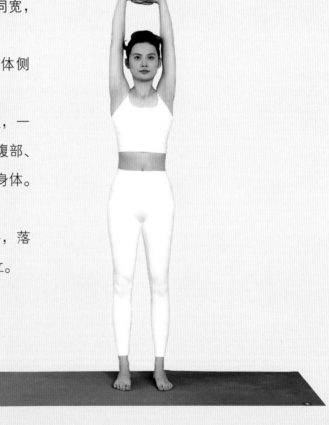

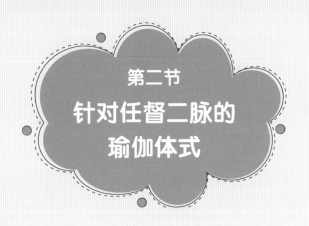

第二节 针对任督二脉的瑜伽体式

很多人觉得任督二脉很神秘，其实没什么神秘的，它们真实地存在于我们每个人的身上。任督二脉本来就是相通的，可为什么我们感觉不到呢？就是因为我们的身体随着年龄的增长越来越不敏感。

一、何为任督二脉

从中医的角度来看，任脉起于胞宫，出于会阴，沿身体前正中线（身体前侧的正中）上行至人中。督脉也是起于胞宫，出于会阴，不过是沿着身体后正中线（身体后侧的正中）上行，绕过头，与任脉交接于人中。

中国传统文化讲阴阳，人体的经脉系统也分阴阳：任脉属阴，统领全身的阴经；督脉属阳，统领全身的阳经。

通常颈腰椎疼多反映了督脉不通畅，而消化道、肠胃不好，就是任脉不通。任督二脉本应是流通的，督脉不通，任脉肯定也不通畅。任督二脉都起于胞宫，所以男性前列腺问题，女性月经不调，和任督二脉也有关系。

二、卧姿打通任督二脉

（1）仰卧，两腿弯曲，再双手抱膝，身体来回滚动。做3分钟就会感到后背热热的，并且可以起到自我按摩膀胱胫的作用。若练完之后感觉后背疼，可以停一段时间，等恢复了再练，要循序渐进。

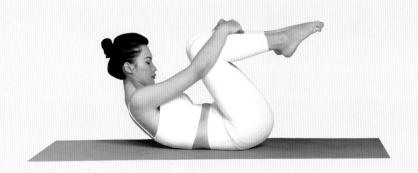

（2）俯卧，然后双脚向上，用双手抓住双脚，来回滚动3分钟，可以帮助打通任脉。再左右翻滚，可以按摩五脏。动作不用像图片上那么标准。如果刚开始滚动有困难，不要强求。

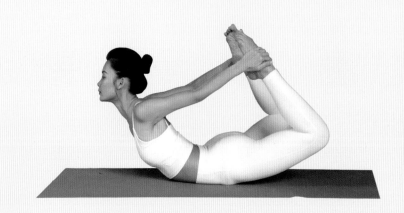

三、坐着打通任督二脉

（一）打坐前的准备

（1）先适当运动十几分钟，或敲打一遍经络，让身体微微发热。

（2）着衣宽松，饮食不宜太饱，腿部和颈部用毛巾或毯子盖住，即使是夏天，也要遮盖一层衣物。

（3）不能迎风而坐，更不能有电风扇、空调的风吹到身上。

（4）光线适宜，过强或过暗均不宜。

（二）姿势

（1）盘腿。双盘是打坐的标准姿势，初学时，一下做不到双盘没关系。可以先练简易式，再到单盘，慢慢把筋络拉伸开。若两腿麻木不能忍时，可以将腿上下交换，盘坐时两腿麻痹的原因是气血不通。双腿盘坐约5分钟，会感到身心安稳宁静，如坐45分钟或2小时，此时下座，精神饱满，神采奕奕，快感难以形容。待打坐静修有了功夫，身心皆会发生不寻常的变化，有待我们探寻感受。

静坐的时候盘两条腿为什么重要呢？人和畜生不同，就在于这两条腿支持着人顶天立地，"精从足底生"，胎儿在母体里，腿就是交叉盘着的，两条腿盘曲，生命的阴阳运动得以圆满。刚出生的婴儿躺在床上老喜欢蹬脚，这是阳气充盈的表现。长大之后，小孩子的手拿不动大的东西，脚却能够一天到晚不停地跑，也不觉得累。中年人就不行了，坐的时候，腿要翘起来才舒服，再老一点儿，步履蹒跚，所谓"人老腿先老"，下元亏虚，精气不足，这时候两条腿差不多已经死亡了。所以盘腿是保持精、气、神的重要方法。

（2）脊柱。打坐的时候，背向前倾一点儿，感觉到身体的重量不是落在尾椎骨上，而是落在两条腿上——胯骨上或膝盖上。脊柱是自然挺直的状态，微微地向前倾一点儿，肩膀一定要下沉，全身放松。

采用这种姿势吸气，很容易把气吸进丹田。感觉到从鼻孔到丹田像一个通道。当气沉到丹田不动了，不乱跑了，妄念也就不易产生。同时，前面的气沉下去，后面督脉的力量就容易往上升。当督脉往上升这个过程完成以后，就直接从中脉往上升了。前面下沉得越厉害，中脉的力量往上冲得也越厉害。这股上冲的力量，在意念的引导下，就把尾闾关、夹脊关都打通了。

（3）舌抵上颚。古人将舌抵上腭形象地称为"搭鹊桥"，能连接任督二脉气血的运行，形成"周天运转"。口唇轻闭、舌尖自然地抵在上腭与上牙龈之间（实为龈交穴内侧），舌体宜直不宜卷，宜轻不宜重。现代医学主张有胃病的人，多咽口水，道家把咽自己的口水叫作"玉液还丹"。更高明的是：打坐之后，头顶会感到清凉，咽喉就有甜的口水，甘露水出来，细细咽下去，从咽喉到胃，通丹田，这叫"津液还丹"。打坐到入定的时候，气住脉停，舌头自然会立起来，这时候，呼吸不靠鼻子，而靠脑呼吸，缓慢出入，这是玉枕关完全打通的表现，这样的身体比婴儿还要完美。

四、站桩打通任督二脉

站桩是一种养生的方法，也是中华民族的智慧体现。站桩的时候，人体保持静止，并不像大家常说的健身运动。这正是因为"运"和"动"是相反的，四肢动则人体内脏不运，四肢不动则人体内脏运转。所以，站桩是调理内脏的有效方法。

站桩需要注意一些细节。

（1）找一个安静、避风、温度适宜的场所，面向南站立，双脚分开与肩同宽。如果不能确认，可以让别人帮你看看双脚之间是否与肩同宽。

（2）双膝微微弯曲，但膝盖弯曲程度不要超过脚尖，长期如此，可能造成膝盖损伤。双手自然伸开抬起，放于胸前，距离胸一定距离，掌心向里，双手间隔一定距离。

（3）牙齿轻扣，双目前视，不要闭眼，因为闭眼容易上火。下巴微微向里收，头向上顶，面含微笑。重心放在脚后跟稍前，这样头向上顶的感觉最强。

（4）全身放松，不需要任何意念，臀部、肩膀不要用力，自然呼吸即可，最好能坚持28分钟，但刚开始时不必强求。

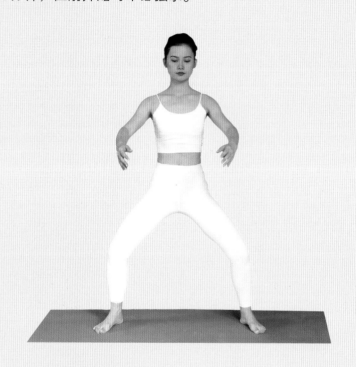

运行小周天，吸气的时候要提肛，把阳气提起来。阳气到了头顶以后，舌尖就要顶一下龈齿之间，把阴气降下来。任督二脉的起点在裆部，而人中是分界点，接通它们非常有利于任督二脉的畅通。

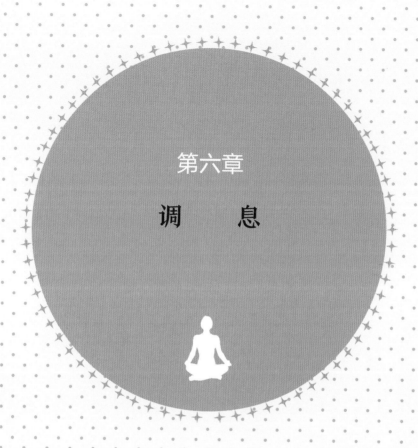

第六章

调　息

第一节
清理经络调息功
（Nadi）

"清理经络调息功"又称"纳地净化功"。纳地（Nadi）的字面意思是"流"，古代瑜伽书中记载，人的身体中有72000条纳地。现代医学将纳地译成"神经"。但实际上它又并非神经，所以又称它为灵脉。纳地是元气的生命之力流经的微细管道，在心灵体的大量纳地中重要的有14条，而其中有3条又是最重要的，即左脉、右脉和中脉。左脉又称月亮脉，位置从左鼻孔起端开始；右脉，又称太阳脉，位置从右鼻孔起端开始；中脉由脊尾第二椎直通顶轮。

选择一个适合的瑜伽冥想坐姿，如至善坐、莲花坐或简易打坐，一定是能够舒适地坐足15分钟的一种姿势。背部要保持挺直，双手放在膝上，闭上眼睛，休息放松。

把注意力集中在自己的呼吸上。

在整个练习过程中呼吸要自然。呼吸可以尽量深长，但以不感气促为限。

这个练习应按以下阶段进行。

第一阶段

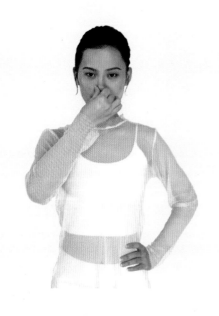

用右手控制通过鼻孔的气流。方法是：把食指和中指自然向内弯曲。把大拇指放在右边鼻孔旁边，用它来控制出入右边鼻孔的气流。

把无名指放在左鼻孔旁边，方法同上。

开始时，用大拇指轻轻按住右鼻孔，只用左鼻孔呼吸。呼吸应是缓慢、稳定而深长的，每次吸气要尽量充满双肺（但不要引起不舒适的感觉），呼气时应呼出全部空气。注意不要过于使劲，不要吸得太深长以致当你吸气时，有气促的感觉。将上述练习做5次完整的呼吸，即5次吸气和5次呼气。然后移开按住右鼻孔的大拇指，用无名指盖住左鼻孔来阻止气流通过它。只用右鼻孔呼吸（做5次完整呼吸）。以上为1个回合，共做25个回合。

当这个阶段做了15～20天而没有什么困难以后，就可以进入第二个阶段了。

小贴士：

呼吸不应该勉强用力，或太粗重，或太快速，要放松。最好是当空气在鼻孔出入时，连一点儿声音也没有。

第二阶段

在第二阶段，呼吸是交替地通过左、右鼻孔进行的。呼吸应深长，但应自然而不勉强用力。不要紧张。右手的位置如在第一阶段一样，练法如下。

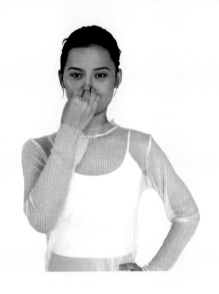

用大拇指闭住右鼻孔，通过左鼻孔吸气，然后闭住左鼻孔，通过右鼻孔呼气。然后又通过右鼻孔吸气，闭着它，通过左鼻孔呼气。这是1个回合。注意，顺序是：左鼻孔吸气，右鼻孔呼气。右鼻孔吸气，左鼻孔呼气。

第2回合再从左鼻孔吸气开始，然后通过右鼻孔呼气。

如此循环，每一次练习应做25个回合。

把两个阶段练习一起做10天，即每天都做第一阶段和第二阶段的练习。

① 清理经络调息功可使心性平静，安定血液系统，清除毒素，整个身体由引入体内额外氧气供应所需营养，二氧化碳有效排出体外，从而使全身健康得到改善。

② 清洁脑细胞，使大脑中枢更接近最佳的状态。

③ 肺中所有停滞的空气被祛除，净化了左脉和右脉。

第二节

六字诀

六字诀，即六字养生法，是我国古代流传下来的一种养生方法，为吐纳法。它的最大特点是：强化人体内部的组织机能，通过呼吸导引，充分诱发和调动脏腑的潜在能力来抵抗疾病的侵袭，防止人随着年龄的增长而出现过早衰老。

历代文献对此有不少论述，先秦的《吕氏春秋》中就有关于用导引呼吸治病的论述。《庄子·刻意》中说："吹呴呼吸，吐故纳新，熊经鸟伸，为寿而已矣。"

歌云：

春嘘明目夏呵心，秋呬冬吹肺肾宁。

四季常呼脾化食，三焦嘻出热难停。

发宜常梳气宜敛，齿宜数叩津宜咽。

子欲不死修昆仑，双手摩擦常在面。

六字诀是一种吐纳法。它是通过嘘、呵、呬、吹、呼、嘻6个字的不同发音口型，唇齿喉舌的用力不同，以牵动不同的脏腑经络气血的运行。

预备式：

两足开立，与肩同宽，头正颈直，含胸拔背，松腰松胯，双膝微屈，全身放松，呼吸自然。

呼吸法：

顺腹式呼吸，先呼后吸，呼时读字，同时提肛缩肾，身体重心移至足跟。

调息：

每个字读6遍后，调息一次，以稍事休息，恢复自然。

一、嘘字功平肝气

嘘（读 xū）口型为两唇微合，有横绷之力，舌尖向前并向内微缩，上下齿有微缝。

呼气念嘘字，足大趾轻轻点地，两手自小腹前缓缓抬起，手背相对，经胁肋至与肩平，两臂如鸟张翼向上、向左右分开，手心斜向上。两眼反观内照，随呼气之势尽力瞪圆。屈臂两手经面前、胸腹前缓缓下落，垂于体侧。再做第二次吐字。如此动作6次为一遍，做一次调息。

嘘气功可以治目疾、肝大、胸胁胀闷、食欲不振、两目干涩、头目眩晕等症状。

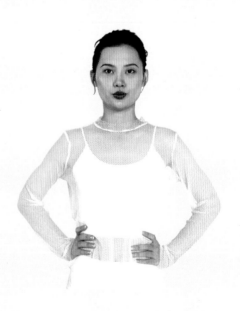

二、呵字功补心气

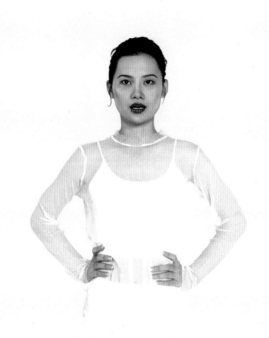

呵（读 hē）口型为半张，舌顶下齿，舌面下压。

呼气念呵字，足大趾轻轻点地；两手掌心向里由小腹前抬起，经体前到至胸部两乳中间位置向外翻掌，上托至眼部。呼气尽、吸气时，翻转手心向面，经面前、胸腹缓缓下落，垂于体侧，再行第二次吐字。如此动作6次为一遍，做一次调息。

呵气功可以治心悸、心绞痛、失眠、健忘、盗汗、口舌糜烂、舌强语蹇等心经疾患。

三、呬字功补肺气

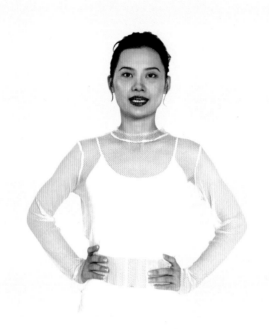

呬（读 sī）口型为开唇叩齿，舌微顶下齿后。

呬气念呬字，两手从小腹前抬起，逐渐转掌心向上，至两乳平，两臂外旋，翻转手心向外成立掌，指尖对喉，然后左右展臂宽胸，推掌如鸟张翼。呼气尽，随吸气之势两臂自然下落垂于体侧，重复6次，调息。

呬字功可治肺气肿、气管炎、支气管炎、中气不足等肺经疾患。

四、吹字功补肾气

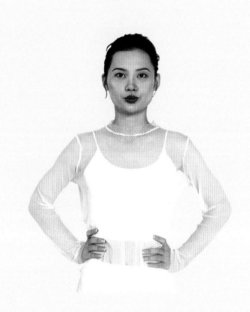

吹（读chuī）口型为撮口，唇出音。

呼气读吹字，足五趾抓地，足心空起，两臂自体侧提起，绕长强、肾俞向前划弧并经体前抬至锁骨平，两臂撑圆如抱球，两手指尖相对。身体下蹲，两臂随之下落，呼气尽时两手落于膝盖上部。随吸气之势慢慢站起，两臂自然下落垂于身体两侧。共做6次，调息。

吹字功可治腰膝酸软、盗汗遗精、阳痿、早泄、子宫虚寒等肾经疾患。

五、呼字功培脾气

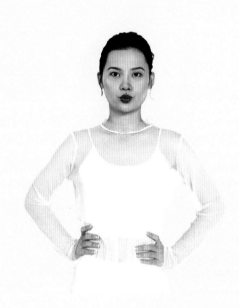

呼（读 hū）口型为撮口如管状，舌向上微卷，用力前伸。

呼字时，足大趾轻轻点地，两手自小腹前抬起，手心朝上，至脐部，左手外旋上托至头顶，同时右手内旋下按至小腹前。呼气尽、吸气时，左臂内旋变为掌心向里，从面前下落，同时右臂回旋掌心向里上穿，两手在胸前交叉，左手在外，右手在里，两手内旋下按至腹前，自然垂于体侧。再以同样要领，右手上托，左手下按，做第二次吐字。如此交替，6次为一遍，做一次调息。

呼字功可治腹胀、腹泻、四肢疲乏、食欲不振、肌肉萎缩、皮肤水肿等脾经疾患。

六、嘻字功理三焦

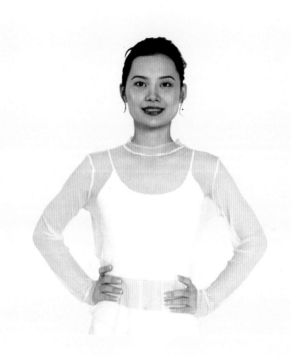

嘻（读xī）口型为两唇微启，舌稍后缩，舌尖向下，有喜笑自得之貌。

呼气念嘻字，足四五趾点地。两手自体侧抬起如捧物状，过腹至两乳平，两臂外旋翻转手心向外，并向头部托举，两手心转向上，指尖相对。吸气时五指分开，由头部循身体两侧缓缓落下，并以意引气至足四趾端。重复6次，调息。

嘻字功可治由三焦不畅引起的眩晕、耳鸣、喉痛、胸腹胀闷、小便不利等疾患。

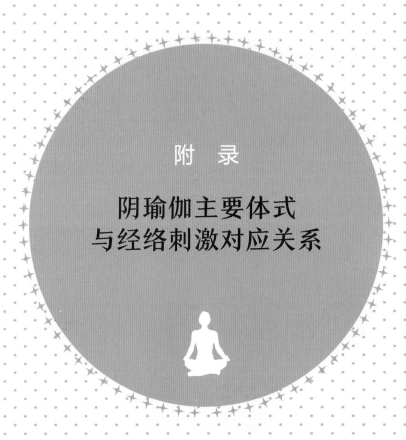

附 录

阴瑜伽主要体式
与经络刺激对应关系

蝴蝶式（Butterfly）

此式刺激通过大腿内侧及穿行全身的肾经。若将人体比作一辆车，那么肾无疑就是这辆车的发动机。肾经是一条关乎一生幸福的经脉，肾经强壮，身体才会真正强壮。

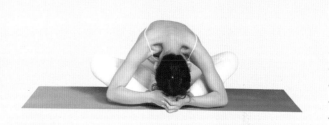

摩天式（Tadasana）

摩天式是山式的一种变体，能够很好地调理三焦经。三焦经对女性非常重要，因为三焦经掌管内分泌，主情志。身体有郁结之气，情绪不稳定的，都可以从三焦经来调节。

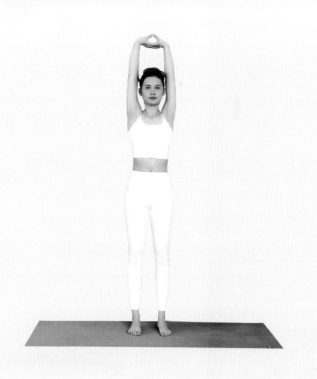

🧘 蜻蜓式（Dragonfly）

蜻蜓式能刺激通过大腿内侧的肾经，以及往下通过背部和大腿后侧的膀胱经。肾经和膀胱经互为表里，二者相互依存。肾经就像一棵大树，树根断了或者出问题了，整个大树都会营养不良，树叶会枯萎，树干将腐烂，所以肾经通畅才能保证身体各个部位得到元阳的滋润。膀胱经是人体最大的排毒通道，身体各部分的废水最后汇集到膀胱排出。所以，要想祛除体内之毒，膀胱经必须畅通无阻。

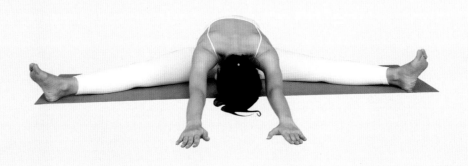

🧘 人面狮身式（Sphinx）

人面狮身式刺激通过腰椎关节和与腰椎平行之纵向韧带的肾脏经络，也会刺激肾脏本身。肾脏不好的显著症状就是困倦乏力，同时患者会因为肠胃受到刺激而出现食欲不振和口腔溃疡等症状。

🧘 鞍式（Saddle）

鞍式刺激通过腰椎关节和与腰椎平行之纵向韧带的肾脏经络，也会刺激肾脏本身。肾中所藏精气是人体生命活动的原动力，是人体生长发育及各种生理活动的基础，肾精分为肾阴、肾阳两方面，二者相互依存、相互制约，并且影响着女性最重要的器官——卵巢，调好肾经有助于维持女性的生理健康平衡。

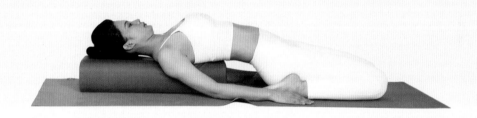

🧘 头碰膝式（Janu Sirshasana）

头碰膝式也叫半蝴蝶、半蜻蜓式，能刺激通过背部与大腿后侧的膀胱经。膀胱经是身体中最大的一条排毒通道，身体的很多疾病，特别是慢性病，只要疏通膀胱经，就会得到一定的缓解。

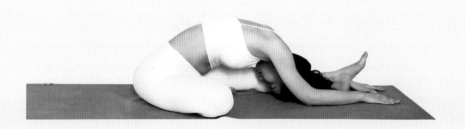

毛毛虫式（Caterpillar）

毛毛虫式可刺激通过背部与大腿后侧的膀胱经。膀胱借助肾脏的阳气来温运水液，阳气虚则不能汽化水液。毛毛虫式能有效疏通膀胱经。如果同时服用金匮肾气丸等温补肾阳的中药，效果会更显著。

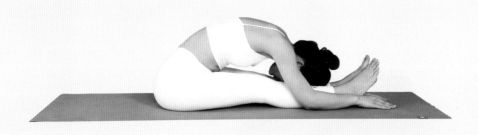

快乐婴儿式（Happy Baby）

快乐婴儿式可刺激经过大腿内侧往上运行的肾经。肾经起于脚底的涌泉穴，止于锁骨处的俞府穴，经过肾、膀胱、心脏等脏腑。肾经还有两条支脉，其中一条在体内从肾上行，经肝、横膈膜，进入肺中，然后一路直上到达喉咙，抵达舌根部；另一条支脉从肺部分出，到达心脏与心包经相连。所以肾经不保，生命堪忧。

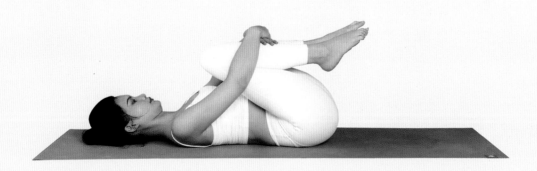

🧘 仰卧扭转式（Reclining Twist）

仰卧扭转式可刺激脊柱两边的肾脏和膀胱经络，以及大腿内侧和躯干的肾经。膀胱经和肾经相表里。膀胱经为阳，在中医里属于太阳，所以叫足太阳膀胱经；肾经为阴，在中医里属于少阴，所以叫足少阴肾经。足太阳膀胱经在足小趾末端与足少阴肾经相交接。

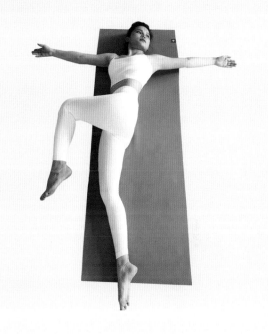

🧘 简易肩倒立式（Salamba Sarvangasana Simplify）

简易肩倒立可刺激流过大腿后侧的膀胱经。膀胱经从头走足，贯穿人体，在人体背部有连着五脏六腑的俞穴，这些俞穴是五脏六腑映射到膀胱经上的排毒通道。疏通膀胱经可顾及五脏六腑，全身很多疾病，特别是慢性病，只要疏通膀胱经，就会得到一定的缓解。

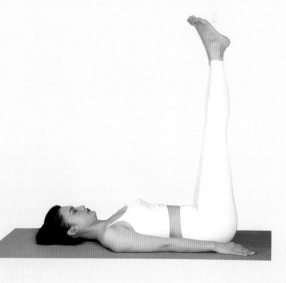

🧘 挺尸式（Savasana）

挺尸式是每一组瑜伽最后必做的体式。挺尸式就像小睡一样，但它实际上是一个完全有意识的体式，旨在清醒，但完全放松。挺尸式仰卧，放松身心，可以充分吸收体式练习的好处和能量，即使是几分钟的体式也很有益处。它有助于缓解轻度抑郁症、高血压、头痛、疲劳和失眠，镇定神经系统，促进身体平衡，放松肌肉疲劳紧张，柔软肩膀，放松眼睛，保持安静的心态。

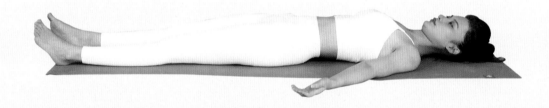

🧘 蛙式（Frog）

蛙式可以拉动大腿内侧和鼠蹊部的肌肉，打通肝经。肝经是人体各经脉中最长的一条，它起于脚、终于头，贯穿整个人体。所以几乎由头到脚的疾病，通过调理肝经都能得到缓解。如最常见的女性月经不调及妇科炎症、精神抑郁及头疼等病症，都与肝经有着紧密的联系。

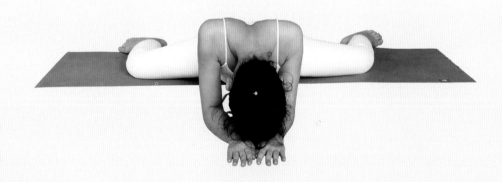

睡天鹅式（Sleeping Swan）

睡天鹅式能刺激通过身体侧面臀部外侧的胆经，并施压于鼠蹊以滋养肝经。肝为刚脏，主情志，胆为中正之官，主决断。肝胆失司，会影响情志，出现烦躁、失眠、多梦、胸胁胀痛等与情志有关的一系列问题。

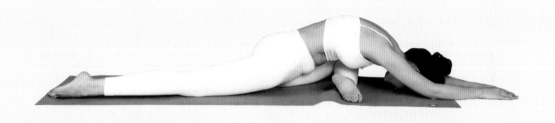

鞋带式（Shoelace）

鞋带式可刺激经过鼠蹊的肝经，并拉动从臀部和大腿外侧通过的胆经。肝胆互为表里，肝气虽强，非胆不断，肝胆同济，勇敢乃成。一个人若肝胆的气血充足，不仅精力充沛，做事有条不紊，效率高，而且处理事情果敢，有魄力，而不会畏首畏尾或意气用事。肝经和胆经是现代人群最易淤堵的两条经络。很多现代病都与晚睡晚起，耗损了肝胆阳气有关。

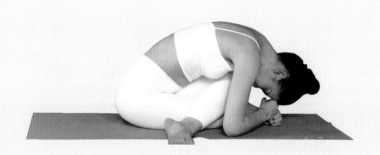

🧘 四方型式（Square）

四方型能刺激通过臀部外侧的胆经，鼠蹊内部的肝经。肝胆相互络属、互为表里，胆汁为肝之余气，具有储存和排泄功能；如果出现肝胆疏泄功能失调时，可能导致患者肝火上炎、排泄失司，会出现胸胁胀痛、口苦、太息等症状。

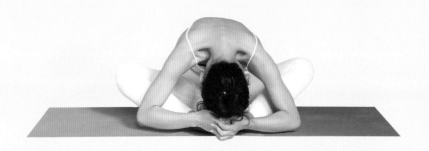

🧘 半鞋带式（Half Shoelace）

半鞋带式可滋润通过屈膝腿臀部外侧的胆经，同时伸长的腿后侧也能刺激并强化膀胱经。古人把膀胱经比作人身体的藩篱，说它是抵御外界风寒的一个天然屏障。同时，膀胱经又是人体最大的一个排毒通道。通过刺激膀胱经，可以增加全身的血液循环，促进新陈代谢，把人体的大部分废物排出体外（尿液）。

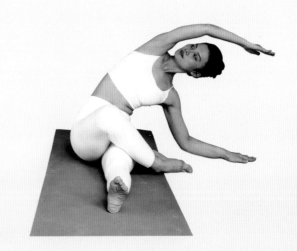

🧘 仰卧蝴蝶式（Reclining Butterfly）

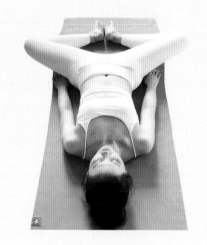

仰卧蝴蝶式可刺激足三阴经(脾经、肝经和肾经)，足三阴经都位于大腿内侧，其循行方向均是从足走腹至胸，可治疗足病、腹病和生殖系统疾病。各自的具体作用主要决定于其循行位置。

🧘 坐姿扭转式（Twisting Sitting）

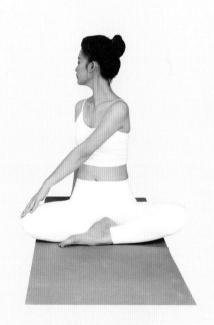

坐姿扭转可刺激通过臀部侧边的胆经，以及通过鼠蹊部的肝经。如果肝脏毒素积累过多，会造成偏头痛，脸部的两侧长痘痘，还会导致痛经。因为脸部两侧以及小腹，是肝经和胆经的领域。同时，肝脏可以调控情绪，肝内毒素不能及时排出，将阻塞气的运行，就会产生不良情绪。

针眼式（Needle-eye）

针眼式可刺激外悬腿外侧的胆经。胆经能疏通腹部气机，对于女性来说，胆经不通，月经期间就会出现小腹胀疼。胆经循行于两胁肋部，当胆经不通时两胁肋部以及乳房也会胀疼。

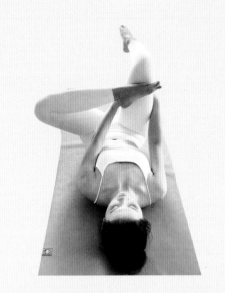

猫拉尾式（Cat Pulling It's Tail）

猫拉尾式可刺激通过躯干和大腿前侧的胃经以及通过身体旁侧的胆经。这个体式还能很好地扭转脊柱，灵活胸椎。

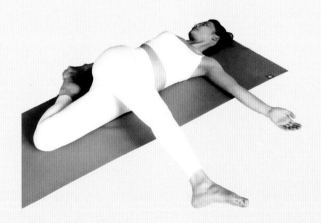

弦月式（Half Moon）

这个体式分别伸展身体两侧，使脊柱得到侧向的伸展，疏通胆经，帮助消除身体侧面的多余脂肪；分别弯曲身体两侧，也能让内脏器官依次得到温柔地挤压和按摩，促进消化和排泄；增强腰髋部和肩膀的灵活性；补充全身的精力，驱散睡意；促进淋巴液的流动，帮助排毒并增强免疫力。这个体式也能刺激到手臂上的心经与小肠经。

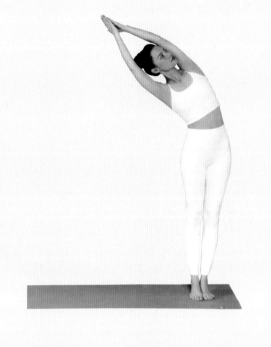

鼎式（Goddess Pose）

这个体式可以很好地打开髋关节，从而刺激到经过大腿内侧的足三阴：脾经、干经和肾经。同时还可以强健腿部肌肉和脚踝，灵活膝关节，而大腿四周肌肉全面收紧，可帮助腿部塑形。鼎式的不同变体能够加强上肢力量，锻炼腰腹部肌群，从而培养完美的身体形态。

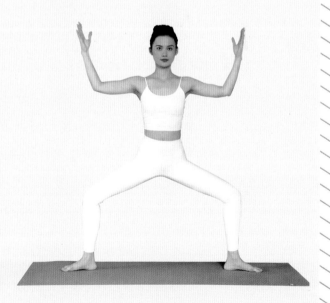

🧘 下犬式（Down Dog）

　　龙系列中一个不可或缺的体式，它能平衡龙的系统体式，并能伸展整个脊柱和腿的后侧，刺激整条膀胱经。膀胱经是直接连接脏腑的，能够把脏腑的毒素通过后背的俞穴及时排出来，所以膀胱经还是排毒最简单、有效的一条通道。

🧘 脚踝伸展式（Ankle Stretch）

　　此式有效伸展脚踝，刺激到经过脚踝的胃经、脾经、肝经和胆经。灵活踝关节，增强踝关节的承受能力。

🧘 鹿式（Deer）

这是一个髋外旋与髋内旋同时练习的体式。髋外旋的动作能刺激到腿前侧的胃经和腿外侧的胆经。髋内旋的动作可以刺激腿内侧的脾经、肝经和肾经。如果做前屈动作，还能刺激到背后的膀胱经。

🧘 蜗牛式（Snail）

这个体式能刺激背后的膀胱经。膀胱经上一共有67个穴位，是穴位最多的一条经络，也是人体最大的一条排毒通道。我们按摩、推拿、刮痧或者做其他经络理疗，都会针对后背的两条膀胱经，因为调理好这条经络，对全身的健康都有好处。

骆驼式（Camel）

此式能刺激身体前侧的胃经，扩展胸部。舒缓背痛及肩痛问题。伸展脊椎和肩膀，增加柔软度。消除呼吸道的微恙。舒松脊柱，改善体态。伸展腹部器官，消除便秘。刺激脊神经，对所有的内脏器官都有益。

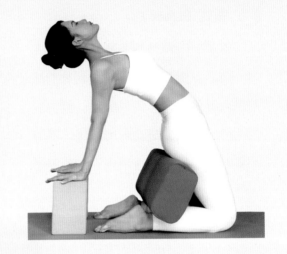

蹲式（Squat）

此式能刺激身体背部的膀胱经，提高自身对身体的控制能力。加强脚踝后侧的伸展能力及跟腱的力量，也能平和心境。 这个体式还可以缓解膝、踝、脚部的风湿病，也可以缓解痔疮。

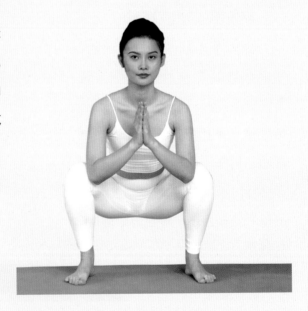

🧘 侧弓步式（Side Bow Step）

侧弓步能伸展伸直腿的内侧和后侧，刺激到大腿后侧的膀胱经，以及大腿内侧的肾经、肝经和脾经。同时，还可以加强屈膝腿那一侧的腿部力量，塑造腿部线条。

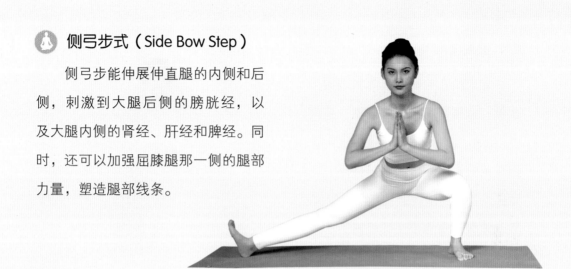

🧘 婴儿式（Child's Pose）

婴儿式能够放松躯干和脊柱，刺激背后的膀胱经。跪姿也可以刺激到胃经，有助于消化。这个体式是模仿胎儿在子宫里的样子，它能给我们带来安全感。

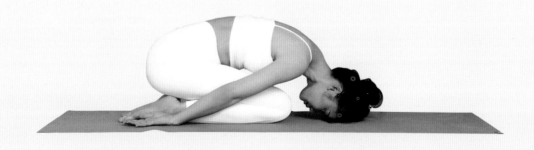

两手托天理三焦

此式除充分伸展肢体和调理三焦外，对腰背痛、背肌僵硬、颈椎病、眼疾、便秘、痔疮、腿部脉管炎、扁平足等也有一定的防治作用。此式还是舒胸、消食通便、固精补肾、强壮筋骨、解除疲劳的极佳方法。

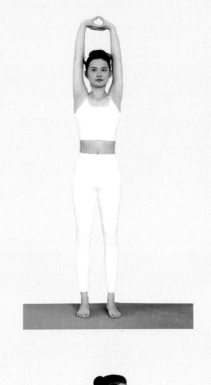

左右开弓似射雕

这一动作重点是改善胸椎、颈部的血液循环。临床上对脑震荡引起的后遗症有一定的治疗作用。同时对上焦、中焦各脏器，尤其对心肺给予节律性的按摩，因而能增强心肺功能。通过扩胸伸臂，胸肋部和肩臂部的骨骼肌肉得到锻炼和增强，有助于保持正确姿势，矫正两肩内收、圆背等不良姿势。

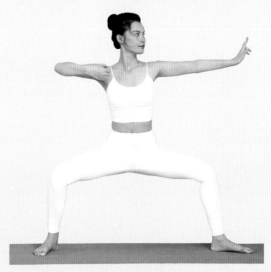

调理脾胃臂单举

这一动作主要作用于中焦，肢体伸展宜柔、宜缓。由于两手交替一手上举一手下按，上下对拔拉长，使两侧内脏和肌肉受到协调性的牵引，特别是可使肝胆脾胃等脏器受到牵拉，从而促进胃肠蠕动，增强消化功能。长期坚持练习，对上述脏器疾病有防治作用。

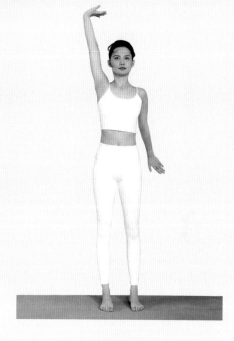

五劳七伤往后瞧

五劳是指心、肝、脾、肺、肾，因劳逸不当，活动失调而引起的五脏受损。七伤指喜、怒、思、忧、悲、恐、惊等情绪对内脏的伤害。由于精神活动持久的强烈紧张，造成神经机能紊乱，气血失调，从而导致脏腑功能受损。该式动作实际上是一个全身性的运动，能缓解因五劳七伤造成的身心损伤。

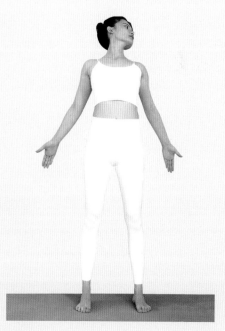

摇头摆尾祛心火

此式动作除强调松，以解除紧张，并使头脑清醒外，还必须强调静。静以制躁。"心火"为虚火上炎，烦躁不安的症状，此虚火宜在呼气时以两手拇指做掐腰动作，引气血下降。同时进行的俯身旋转动作，也有降伏"心火"的作用。

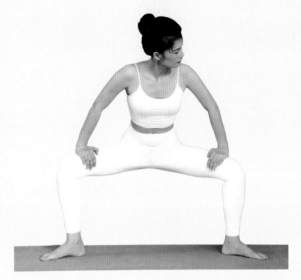

两手攀足固肾腰

腰是全身运动的关键部位，这一式主要运动腰部，也加强了腹部及各个内脏器官的活动，如肾、肾上腺、腹主动脉、下腔静脉等。中医认为："肾为先天之本""藏精之脏"。长期坚持该体式，有疏通带脉及任督二脉的作用，能强腰、壮肾、醒恼、明目，并使腰腹肌得到锻炼和加强。

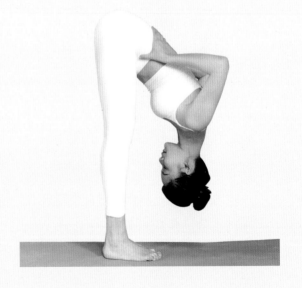

攒拳怒目增气力

此式主要运动四肢、腰和眼肌。根据个人体质、爱好、年龄与目的不同，决定练习时用力的大小。其作用是舒畅全身气机，增强肺气。同时使大脑皮层和自主神经兴奋，有利于气血运行，并有增强全身筋骨和肌肉的作用。

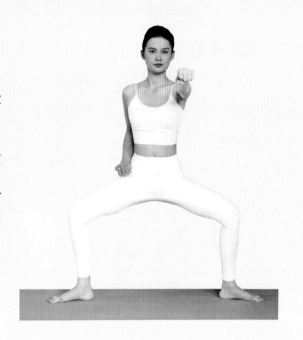

背后七颠百病消

此式通过肢体导引，吸气两臂自身侧上举过头，呼气下落，同时放松全身，并将"浊气"自头向涌泉引之，排出体外。"浊气"是指所有紧张、污浊病气。古人谓之"排浊留清"或"去浊留清"。

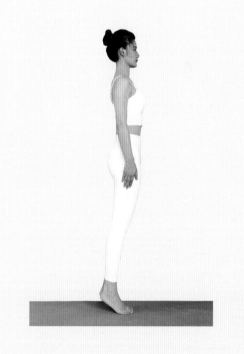

嘘字功

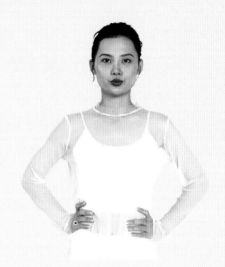

嘘字功可平肝气，治目疾、肝大、胸胁胀闷、食欲不振、两目干涩、头目眩晕等病症。

呵字功

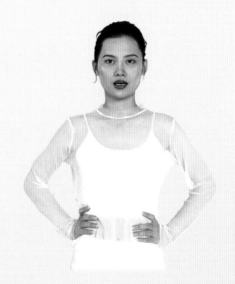

呵字功可补心气，治心悸、心绞痛、失眠、健忘、盗汗、口舌糜烂、舌强言蹇等心经疾患。

呬字功

呬字功可补肺气，治外感伤风、发热咳嗽、痰涎目涌、背痛怕冷、呼吸急促而气短、尿频而量少等。

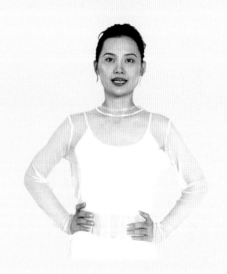

吹字功

吹字功可补肾气，治腰膝酸软、盗汗、遗精、阳痿、早泄和子宫虚寒等肾经疾患。

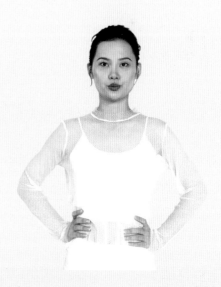

🧘 呼字功

　　呼字功可培脾气，治腹胀、腹泻、四肢疲乏、食欲不振、肌肉萎缩、皮肤水肿等脾经疾患。

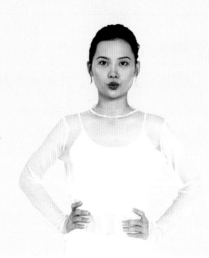

🧘 嘻字功

　　嘻字功可理三焦，治由三焦不畅引起的眩晕、耳鸣、喉痛、胸腹胀闷、小便不利等疾患。

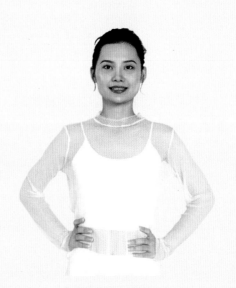